JN115900

DPCの基礎知識

令和6年6月版

社会保険研究所

目　次

DPCの概要

DPCとは，日本独自の「診断群分類」を意味する「Diagnosis Procedure Combination」の略称で，「診断と処置（手術，検査等）を組み合わせたもの」という意味になります。

なお，「DPC」という呼称については，これまで「診断群分類にもとづく1日あたり定額報酬算定方式」を意味する場合と，患者分類としての「診断群分類」を意味する場合とが混在していました。本来DPCは「診断群分類」の意味で作られた単語であったため，平成22年12月に両者の使い分けを明確にすべく，「診断群分類にもとづく1日あたり定額報酬算定方式」については，DPC／PDPS（Diagnosis Procedure Combination ／ Per-Diem Payment System）という略称とするよう整理されました。

Diagnosis Procedure Combination
「Diagnosis」は「診断」，「Procedure」は「処置（手術，検査等）」，「Combination」は「組み合わせ」という意味。

Diagnosis Procedure Combination / Per-Diem Payment System
「Per-Diem」は「1日あたり」，「Payment System」は「支払い方式」という意味。

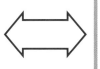

DPC
診断と処置（手術，検査等）を組み合わせた分類（診断群分類）そのもの

DPC／PDPS
診断群分類を診療報酬の支払いに応用した1日あたり包括支払い方式

1 診断群分類とは

●診断群分類の歴史

診断群分類は，1968年（昭和43年）の米国エール大学における，一般産業でいうQC活動を医療に応用するための研究に端を発しています。その後各国でさまざまな形で応用されているこの米国で開発された診断群分類は，「DRG：Diagnosis Related Group」とよばれています。

当時の米国における診断群分類の開発の背景として，病院管理者は，病院の運営のむだを省いて生産性を向上させ

QC活動
QCはQuality Control(品質管理)の略称。個々の職場において品質の向上や業務の効率化・改善に取り組む活動をいう。

診断群分類区分の決定　診断群分類番号の構成　診療報酬額の算定方法　請求とレセプトの記載　参考・付録

るために，ほかの病院の治療方法やコストを自分の病院と比較し，どこを改善しなければいけないのかを知る必要にせまられていました。しかし，患者の治療に使ったマンパワー量，医薬品や医療材料の量，入院日数，必要とするさまざまな費用などのデータを病院から集めて比較研究するためには，どうしても共通の条件を設定できるような指標が必要でした。そこで，その指標として，臨床的な診断にくわえて人的資源や物的資源など医療資源の必要度から，各患者を統計上意味のある分類に整理する方法が開発されました。これがDRGで，臨床的な類似性と資源消費の均質性から患者を分類する方法といえます。

　以来，DRGという考え方は，世界各国でそれぞれの国の実態にあった形で採用されています。

●診断群分類の医療費支払い方式への活用

　DRGはそもそも病院マネージメントの指標として開発されたもので，医療費の支払いとは無関係でした。しかし，DRGには資源消費の均質性という特徴があるため，1983年（昭和58年）には米国において，メディケアの入院医療費の支払い方式として採用されました。これがDRG／PPSといわれるもので，診断群分類ごとの包括支払い方式を意味します。

　平成10年には，日本においても独自に診断群分類を開発し，その診断群分類を医療費の支払い方式に採用しました。これが1入院あたりの包括払いである「急性期入院医療の定額払い方式の試行」（日本版DRG／PPS）で，平成10年11月から試行されました。その後，診断群分類の改良等を行い，包括支払い方式も「1日あたり」として，平成15年から特定機能病院等に導入されたのが，現行のDPC／PDPSです。

メディケア
65歳以上の高齢者，障害年金受給者および慢性腎不全患者などを対象とした米国の公的医療保険制度。

PPS
Prospective Payment Systemの略称で，あらかじめ支払額を決めておく方式のこと。

DRGとDPC
日本独自の診断群分類は，米国で開発されたDRGと構造等が異なることから，DPCという名称とされた。

〈日本における診断群分類を活用した医療費支払い方式の変遷〉

Version	開始時期	対象医療機関		MDC数	分類総数	包括対象分類数	支払い方式	ICD
1	平成10年11月	10国立病院等	定額払い試行	13	270	183	1入院あたり（日本版DRG／PPS）	9
2	平成13年4月	10国立病院等	定額払い試行	15	532	267		
		5国立病院等	定額払いをともなわない調査協力					
		54民間病院						
		1特定機能病院						
3	平成15年4月	82特定機能病院等		16	2,552	1,860	1日あたり（DPC／PDPS）	10
4	平成16年4月	82特定機能病院等		16	3,074	1,726（平成17年7月から1,717）		
		62試行的適用病院						
5	平成18年4月（平成18年5〜7月）	195DPC対象病院（360病院まで拡大）		16	2,347	1,438		
6	平成20年4月（平成20年7月）（平成21年4月）（平成21年7月）	534DPC対象病院（718病院まで拡大）（1,052病院まで拡大）（1,284病院まで拡大）		18	2,451	1,572		
7	平成22年4月（平成22年7月）（平成22年8月）（平成23年4月）	1,334DPC対象病院（1,391病院まで拡大）（1,390病院）（1,449病院まで拡大）		18	2,658	1,880（平成22年6月から1,875）		
8	平成24年4月	1,505DPC対象病院		18	2,927	2,241		
9	平成26年4月	1,585DPC対象病院		18	2,873	2,309		
10	平成28年4月	1,667DPC対象病院		18	4,918	4,244（支払い分類2,410）		
11	平成30年4月	1,730DPC対象病院		18	4,955	4,296（支払い分類2,462）		
12	令和2年4月	1,757DPC対象病院		18	4,557	3,990（支払い分類2,260）		
13	令和4年4月	1,764DPC対象病院		18	4,726	4,064（支払い分類2,334）		
14	令和6年6月	1,786DPC対象病院		18	3,248	2,477（支払い分類2,348）		

＊　MDCについては，41頁参照。

＊　診断群分類はVersion14が最終形というわけではなく，適宜見直しが行われ，必要に応じて改正される。

急性期入院医療の定額払い方式の試行

　　平成10年11月から，10国立病院等（当時の8国立病院・2社会保険病院）において行われた「急性期入院医療の定額払い方式の試行」は，試行期間である5年を超えたのち約半年間の延長を経て，平成16年3月に終了した。なお，「急性期入院医療の定額払い方式の試行」の対象であった当時の10国立病院等のうち，国立豊橋病院（平成17年3月に独立行政法人国立病院機構豊橋医療センターへ統合）を除くすべての病院が，平成16年4月からのＤＰＣの試行的適用病院を経て，平成18年4月にＤＰＣ対象病院となった。

DPC／PDPS導入の背景

　現行の診療報酬体系は，昭和33年に構築され，その基本的特徴は診療行為ごとの出来高払い方式です。その後60年以上が経過し改定を重ねるなか，点数項目は大幅に増加・複雑化してきています。さらに，現在の診療報酬体系には，

①　出来高払いは個々の診療行為にきめ細かく対応できるが，検査・投薬等の量的拡大のインセンティブがはたらく。

②　医療の質や効率性の向上についての評価が必ずしも十分でない（平均在院日数の長さ，医療機関の機能分化の不十分さ等の医療提供体制の課題とも密接に関係）。

③　医療技術の評価や医療機関の運営コスト等の適切な反映が必ずしも十分でない。

など，いくつかの問題点が存在していると指摘がなされました。

　ＤＰＣ／ＰＤＰＳは，このような診療報酬体系を見直そうという取り組みのなかで導入されたもので，医療の効率化・透明化などに役立つと考えられています。

　現在，ＤＰＣ／ＰＤＰＳの対象となる病床の割合は，急性期一般入院基本料等に該当する病床の約85％となっています。

対象となる医療機関・病棟

　ＤＰＣ／ＰＤＰＳの対象となる医療機関および病棟は，ＤＰＣ対象病院として告示された病院の一般病棟です。

　具体的なＤＰＣ対象病院名は，「厚生労働大臣が指定する病院の病棟並びに厚生労働大臣が定める病院，基礎係数，機能評価係数Ⅰ，機能評価係数Ⅱ，救急補正係数及び激変緩和係数」の「別表第一」から「別表第三」までに掲げられています（134頁参照）。また，ＤＰＣ対象病院以外でＤＰＣ／ＰＤＰＳの適用を希望する病院は，ＤＰＣ

準備病院として位置づけられています。

　DPC対象病院は，DPC／PDPSにより費用を算定する旨を院内に掲示し，入院患者等に対して診療報酬の算定方法等について十分に説明します。また，入院患者等に対して診療計画を説明する際には，診断群分類区分の名称等を説明することが望ましいとされています。

　なお，領収証の交付にあたっては，患者からDPC／PDPSによる包括算定について明細書の発行を求められた場合は，「医療費の内容の分かる領収証及び個別の診療報酬の算定項目の分かる明細書の交付について」（厚生労働省保険局長通知）により取り扱うこととされており，原則として，入院中に使用され医薬品および行われた検査の名称を明細書に付記することとされています（129頁参照）。

●DPC対象病院の基準

① 医科点数表のA100一般病棟入院基本料について，急性期一般入院基本料にかかる届出を行っていること，またはA104特定機能病院入院基本料（一般病棟）もしくはA105専門病院入院基本料について，7対1入院基本料もしくは10対1入院基本料の届出を行っていること。また，A205救急医療管理加算の基準を満たしていることが望ましい。

② 医科点数表のA207診療録管理体制加算にかかる届出を行っていること。なお，診療録管理体制加算1または2の届出を行っていることが望ましい。

③ DPC調査に適切に参加し，入院診療および外来診療データを提出すること。

④ ③の調査において，調査期間1月あたりの（データ／病床）比が0.875以上であること。

⑤ ③の調査において，調査期間1月あたりのデータ数が90以上であること。

⑥ ③の調査において，入院診療および外来診療にかかる質の高いデータを適切に提出している。具体的には，提出データについて，以下のいずれも満たしていること。

・ 提出データのうち，様式1の「医療資源を最も投入した傷病名」において，「部位不明・詳細不明コード」が入力されているデータの割合が10%未満であること。

・ 提出データのうち，様式間で記載矛盾が認められるデータの割合が1%未満であること。

・ 様式1において入力されるレセプト電算処理用の傷病名コードのうち，未コード化傷病名のコードの割合が2%未満であること。

⑦ 適切なコーディングに関する委員会（コーディング委員会）を設置し，年4回以上開催しなければならない（開催月と同月内に2回以上開催した場合，2回目以降の開催は基準である4回には含めない）。コーディング委員会は毎月開催すること

が望ましく，開催時には「ＤＰＣ／ＰＤＰＳ傷病名コーディングテキスト（厚生労働省保険局医療課）」を活用することが望ましい。

　病院内のほかの委員会で，目的および構成員等がコーディング委員会の要件を満たしている場合には，その委員会をコーディング委員会とみなすことができる。ただし，その委員会の設置規程等に適切なコーディングに関する事項を明記し，適切なコーディングに関するテーマについて，年４回以上委員会を開催しなければならない。また，その委員会はコーディング委員会と同様，毎月開催することが望ましい。

ＤＰＣ調査

　厚生労働大臣が指定する病院の病棟における療養に要する費用の額の算定方法の第５項第三号の規定により実施される調査のことで，患者の病態や実施した医療行為の内容等について毎年実施される「退院患者調査」と随時実施される「特別調査」がある。

（データ／病床）比

　以下の①を②で除して得た数のこと。

① データ数

　「退院患者調査」の調査期間中において，算定告示に定める診断群分類点数表による算定対象病床に入院していた患者の提出データ数（診断群分類点数表による算定対象外患者（厚生労働大臣が指定する病院の病棟における療養に要する費用の額の算定方法第１項第五号の規定に基づき厚生労働大臣が別に定める者（厚生労働省告示）に定める患者を除く）のデータ等は除外）

② 病床数

　当該病院の病床のうち，次の届出を行っている病床の病床数を合算したもの。

- 　Ａ100一般病棟入院基本料，Ａ104特定機能病院入院基本料（一般病棟），Ａ105専門病院入院基本料，Ａ300救命救急入院料，Ａ301特定集中治療室管理料，Ａ301-2ハイケアユニット入院医療管理料，Ａ301-3脳卒中ケアユニット入院医療管理料，Ａ301-4小児特定集中治療室管理料，Ａ302新生児特定集中治療室管理料，Ａ302-2新生児特定集中治療室重症児対応体制強化管理料，Ａ303総合周産期特定集中治療室管理料，Ａ303-2新生児治療回復室入院医療管理料，Ａ305一類感染症患者入院医療管理料，Ａ307小児入院医療管理料

コーディング委員会

　標準的な診断および治療方法について院内で周知徹底し，適切なコーディング（適切な診断を含めた診断群分類の決定）を行う体制確保を目的として設置するもので，診療報酬の多寡に関する議論を行う場ではない。コーディングに関する責任者のほかに少なくとも診療部門に所属する医師，薬剤部門に所属する薬剤師および診療録情報を管理する部門または診療報酬の請求事務を統括する部門に所属する診療記録管理者を構成員とし，実症例を扱う際にはその症例に携わった医師等の参加が求められる。

　診療記録管理者とは，診療情報の管理，ＩＣＤ-10コードによる疾病分類等を行う診療情報管理士等をいう。

ＤＰＣ／ＰＤＰＳ傷病名コーディングテキスト

　令和６年６月作成の第６版が公表されているが，社会保険研究所発行の「診断群分類点数表のてびき」に全文が掲載されている。

●DPC制度への参加

DPC制度への参加とは，DPC対象病院として告示されることをいいます。

DPC制度に参加できる病院は，DPC準備病院であって，DPC制度への参加の届出を行う時点で，「DPC対象病院の基準」（9頁参照）をすべて満たしている病院です。なお，「DPC対象病院の基準」の④，⑤および⑥については，診療報酬改定に使用する病院のデータ（その病院がDPC制度に参加する前々年度の10月から前年度の9月までのデータ）により，厚生労働省保険局医療課で判断されます。

また，DPC制度への参加を希望する病院は，直近に予定している診療報酬改定の6か月前までに，定められた届出書を地方厚生（支）局医療課長経由で，厚生労働省保険局医療課長に提出することとなっています。届出書の受付は，厚生労働省において診療報酬改定の6か月前以前の一定期間が受付期間として設定され，各DPC準備病院に連絡があるので，その期間内に提出します。

なお，DPC制度への参加時期は，診療報酬改定時とされています。

●DPC対象病院の合併・分割・対象病床数の変更

DPC対象病院等（DPC対象病院または合併（予定）年月日にDPC対象病院となる予定のDPC準備病院）が，ほかのDPC対象病院等と合併（2つ以上のDPC対象病院等と1つ以上のDPC対象病院等以外の保険医療機関による合併を含む）の予定があり，合併後もDPC制度への継続参加を希望している場合や，2つ以上のDPC対象病院等への分割（2つ以上のDPC対象病院等と1つ以上のDPC対象病院等以外の保険医療機関への分割を含む）の予定があり，分割後もDPC制度への継続参加を希望している場合や，合併または分割の場合を除き，対象病床数に変更の予定があり，変更後もDPC制度への継続参加を希望している場合であって，次のいずれかに該当する場合は，合併，分割または対象病床数の変更（予定）年月日の6か月前までに，定められた申請書を地方厚生（支）局医療課長経由で，厚生労働省保険局医療課長に提出し，DPC制度への継続参加の可否について審査をうけます（決定に不服がある場合は1回に限り不服意見書を提出することができます）。

・変更（予定）年度の前年度10月1日時点における対象病床数を基準として，合計200床以上の対象病床数の増減があった場合

・変更（予定）年度の前年度10月1日時点における対象病床数を基準として，対象病床数が2倍以上または2分の1以下となる場合

ただし，対象病床数が0となる場合は，退出としての取扱いを優先します。

申請が認められた場合は，合併，分割または対象病床数の変更後もDPC対象病院としてDPC制度に継続参加できますが，申請が認められなかった病院は，合併，分割または対象病床数の変更年月日にDPC制度から退出することとなります。

　ＤＰＣ制度への継続参加を希望している病院は原則として次の基準を満たしていなければなりません。

① 　合併の場合は，合併前の主たる病院がＤＰＣ対象病院であること。

② 　申請の直近１年以上，継続してデータ提出がされていること。

③ 　申請の直近１年の（データ／病床）比が１月あたり0.875以上であること。

　また，合併，分割または対象病床数の変更が認められた病院が次の基準を満たしていないことが確認された場合は，確認された月の４か月後の初日にＤＰＣ制度から退出することとなります。

① 　合併，分割または対象病床数の変更年月日の直近１年以上のデータが継続して提出されていること。

② 　合併，分割または対象病床数の変更年月日の直近１年の（データ／病床）比が１月あたり0.875以上であること。

③ 　合併，分割または対象病床数の変更後，６か月以上のデータが継続して提出されていること。

④ 　合併，分割または対象病床数の変更後，６か月の（データ／病床）比が１月あたり0.875以上であること。

　合併，分割または対象病床数の変更の審査結果や上記の基準を満たさないことが確認され，ＤＰＣ制度から退出することとなった場合は，定められた届出書を地方厚生（支）局医療課長経由で，厚生労働省保険局医療課長に提出します。なお，「ＤＰＣ準備病院の基準」（14頁参照）を満たしている病院が，定められた届出書を提出した場合は，ＤＰＣ準備病院となることができます。また，ＤＰＣ制度からの退出後も厚生労働省保険局医療課において定められた期間について，ＤＰＣ調査（10頁参照）に適切に参加しなければなりません。ただし，調査期間中にＡ100一般病棟入院基本料，Ａ104特定機能病院入院基本料（一般病棟），Ａ105専門病院入院基本料を算定している場合に限ります。

●ＤＰＣ制度からの退出

　ＤＰＣ制度からの退出日とは，すべての入院患者について医科点数表により診療報酬を算定することとなる日をいいます。

　ＤＰＣ制度から退出する場合には，次の４通りがありますが，原則，どの場合でも定められた届出書を地方厚生（支）局医療課長経由で，厚生労働省保険局医療課長に提出することとなっています。

　ＤＰＣ制度から退出する病院は，包括評価による費用の請求をしなくなる旨を退出決定後すみやかに院内に掲示するとともに，入院患者等に対して，診療報酬の算定方法等について十分に説明しなければなりません。

なお，特定機能病院については，ＤＰＣ制度から退出することはできません。

〈ＤＰＣ制度から退出する場合と退出時期〉

ＤＰＣ制度から退出する場合		届出時期等	退出時期
❶　通常の場合（ＤＰＣ制度から退出する意向がある病院）		直近に予定している診療報酬改定の6か月前までに提出	診療報酬改定の時期にあわせて退出（診療報酬改定の前々月初日以降あらたに入院する患者から医科点数表により算定）
❷　ＤＰＣ対象病院の基準を満たさなくなった場合	「ＤＰＣ対象病院の基準」（9頁参照）の①または②のいずれかを満たさなくなった病院	基準を満たさなくなった日から起算して3か月経過日を期限として猶予期間を設け，その期限までに基準を満たせなかった場合は，すみやかに提出	期限到来日から3か月を経過した日の月の翌月初日に退出（期限到来日月の翌月初日以降あらたに入院する患者から医科点数表により算定）
	「ＤＰＣ対象病院の基準」の③または⑦のいずれかを満たさなくなった病院	基準を満たしていないと決定された場合は，すみやかに提出（決定に不服がある場合は1回に限り不服意見書を提出することができる）	決定月の4か月後の初日に退出（決定月の翌々月初日以降あらたに入院する患者から医科点数表により算定）
	「ＤＰＣ対象病院の基準」の④を満たさなくなった病院	各年10月から翌年9月までのデータにより，厚生労働省保険局医療課で判定され，基準を満たしていない病院は結果を通知されるので，すみやかに提出	判定後の直近の6月1日に退出（判定後の直近の4月1日以降あらたに入院する患者から医科点数表により算定）
	「ＤＰＣ対象病院の基準」の⑤または⑥の基準を満たさなくなった場合	診療報酬改定時の前々年度の10月から前年度の9月までのデータにより、厚生労働省保険局医療課で判定され、基準を満たしていない病院は結果を通知されるので、すみやかに提出	判定後の直近の6月1日に退出（判定後の直近の4月1日以降あらたに入院する患者から医科点数表により算定）
❸　特別な理由により緊急に退出する必要がある場合（ＤＰＣ調査（10頁参照）に適切に参加できなくなった場合）		定められた申請書を提出し、退出の可否について審査をうける（決定に不服がある場合は1回に限り不服	退出が認められた月の4か月後の初日に退出（退出が認められた月の翌々月初日以降あらたに入院

		意見書を提出することができる）	する患者から医科点数表により算定）
❹	保険医療機関を廃止する場合	保険医療機関廃止届等といっしょに定められた退出届を提出	

＊　❶により退出した病院は，次回診療報酬改定までの間，❷または❸により退出した病院は，厚生労働省保険局医療課において定められた期間について，ＤＰＣ調査に適切に参加しなければならない。ただし，❶または❷により退出した病院においては，調査期間中にＡ100一般病棟入院基本料，Ａ104特定機能病院入院基本料（一般病棟），Ａ105専門病院入院基本料を算定している場合に限る。

　　なお，❶または❷により退出した病院が「ＤＰＣ準備病院の基準」を満たしている場合において，定められた届出書を提出した場合は，ＤＰＣ準備病院となることができる。

ＤＰＣ準備病院

　　ＤＰＣ準備病院とは，ＤＰＣ制度に参加することを希望している病院であって，次の基準を満たすものをいう。ＤＰＣ準備病院となることを希望する病院は，直近に予定している診療報酬改定の6か月前までに，定められた届出書を地方厚生（支）局医療課長経由で，厚生労働省保険局医療課長に提出する。届出書の受付については，診療報酬改定の6か月前以前の一定期間を受付期間として設定し，厚生労働省ホームページにおいて周知される。なお，ＤＰＣ準備病院を辞退する場合は，定められた辞退届を地方厚生（支）局医療課長経由で，厚生労働省保険局医療課長に提出することとなっている。また，ＤＰＣ準備病院がほかのＤＰＣ準備病院と合併（2つ以上のＤＰＣ準備病院と1つ以上のＤＰＣ準備病院以外の保険医療機関による合併を含む）の予定があり，合併後もＤＰＣ準備病院として継続を希望している場合，ＤＰＣ準備病院が2つ以上のＤＰＣ準備病院への分割（2つ以上のＤＰＣ準備病院と1つ以上のＤＰＣ準備病院以外の保険医療機関への分割を含む）の予定があり，分割後もＤＰＣ準備病院として継続を希望している場合またはＤＰＣ準備病院が対象病床数に変更の予定があり，変更後もＤＰＣ準備病院として継続を希望している場合は，ＤＰＣ対象病院に準じた取扱いとする。

〈ＤＰＣ準備病院の基準〉

❶　医科点数表のＡ100一般病棟入院基本料について，急性期一般入院基本料にかかる届出を行っていることもしくはＡ104特定機能病院入院基本料（一般病棟）もしくはＡ105専門病院入院基本料について，7対1入院基本料もしくは10対1入院基本料の届出を行っていること，またはその基準を満たせるように計画を策定していること
❷　医科点数表のＡ207診療録管理体制加算にかかる届出を行っていること，または同等の診療録管理体制を有しており，その基準を満たせるように計画を策定していること
❸　ＤＰＣ調査（10頁参照）に適切に参加し，入院診療にかかるデータを提出すること。また，外来診療にかかるデータを提出することが望ましい。なお，ＤＰＣ制度への参加以降は外来診療にかかるデータの提出が必須となるため，留意すること
❹　「コーディング委員会」（10頁参照）を設置し，年4回以上開催しなければならない（開催月と同月内に2回以上開催した場合，2回目以降の開催は基準である4回には含めない）。コーディング委員会は毎月開催することが望ましく，開催時には「ＤＰＣ／ＰＤＰＳ傷病名コーディングテキスト（厚生労働省保険局医療課）」（10頁参照）を活用することが望ましい。

　病院内のほかの委員会で，目的および構成員等がコーディング委員会の要件を満たしている場合には，その委員会をコーディング委員会とみなすことができる。ただし，その委員会の設置規程等に適切なコーディングに関する事項を明記し，適切なコーディングに関するテーマについて，年４回以上委員会を開催しなければならない。その委員会はコーディング委員会と同様，毎月開催することが望ましい。

 対象となる患者・対象とならない患者

　包括評価による算定の対象となる患者は，ＤＰＣ対象病院の一般病棟に入院している患者であって，「診断群分類点数表」（31頁参照）にある診断群分類区分（2,477分類）に該当する患者です。ただし，次に該当する場合は，対象外となります。

当該病院に入院後，24時間以内に死亡した患者または生後１週間以内に死亡した新生児	
評価療養または患者申出療養をうける患者	
臓器の移植術をうける患者で，右記の医科点数表の区分番号の点数を算定するもの	Ｋ014 皮膚移植術（生体・培養）
	Ｋ014-2 皮膚移植術（死体）
	Ｋ514-4 同種死体肺移植術
	Ｋ514-6 生体部分肺移植術
	Ｋ605-2 同種心移植術
	Ｋ605-4 同種心肺移植術
	Ｋ697-5 生体部分肝移植術
	Ｋ697-7 同種死体肝移植術
	Ｋ709-3 同種死体膵移植術
	Ｋ709-5 同種死体膵腎移植術
	Ｋ709-6 同種死体膵島移植術
	Ｋ716-4 生体部分小腸移植術
	Ｋ716-6 同種死体小腸移植術
	Ｋ780 同種死体腎移植術
	Ｋ780-2 生体腎移植術
	Ｋ922 造血幹細胞移植
	Ａ106 障害者施設等入院基本料
	Ａ304 地域包括医療病棟入院料
	Ａ306 特殊疾患入院医療管理料
	Ａ308 回復期リハビリテーション病棟入院料

ＤＰＣの概要

診断群分類区分の決定

診断群分類番号の構成

診療報酬額の算定方法

請求とレセプトの記載

参考・付録

右記の入院基本料，特定入院料または短期滞在手術等基本料を算定する患者	A308-3 地域包括ケア病棟入院料（地域包括ケア病棟入院料1から4までおよび地域包括ケア入院医療管理料1から4までのいずれかを算定する直前に療養に要する費用の額を診断群分類点数表により算定していた患者を除く）
	A309 特殊疾患病棟入院料
	A310 緩和ケア病棟入院料
	A319 特定機能病院リハビリテーション病棟入院料
	A400 短期滞在手術等基本料（「1」に限る）

厚生労働大臣が別に定める者

① 次の検査または手術をうける患者

・D412-3 経頸静脈的肝生検

・K013-3 自家皮膚非培養細胞移植術

・K022-3 慢性膿皮症手術

・K053-2 骨悪性腫瘍，類骨骨腫及び四肢軟部腫瘍ラジオ波焼灼療法（一連として）

・K055-4 大腿骨遠位骨切り術

・K069-4 関節鏡下半月板制動術

・K076-3 関節鏡下肩関節授動術（関節鏡下肩腱板断裂手術を伴うもの）

・K077-2 肩甲骨烏口突起移行術

・K080-5 関節鏡下肩関節唇形成術「3」関節鏡下肩甲骨烏口突起移行術を伴うもの

・K082-7 人工股関節置換術（手術支援装置を用いるもの）

・K147-3 緊急穿頭血腫除去術

・K176-2 脳硬膜血管結紮術

・K196-6 末梢神経ラジオ波焼灼療法（一連として）

・K259-3 ヒト羊膜基質使用自家培養口腔粘膜上皮細胞移植術

・K271 毛様体光凝固術「1」眼内内視鏡を用いるもの

・K343-2 経鼻内視鏡下鼻副鼻腔悪性腫瘍手術「2」その他のもの

・K347-8 内視鏡下鼻中隔手術Ⅲ型（前彎矯正術）

・K347-9 内視鏡下鼻中隔手術Ⅳ型（外鼻形成術）

・K476-5 乳腺悪性腫瘍ラジオ波焼灼療法（一連として）

・K508-4 気管支バルブ留置術

・K514-2 胸腔鏡下肺悪性腫瘍手術「5」肺全摘

・K514-7 肺悪性腫瘍及び胸腔内軟部腫瘍ラジオ波焼灼療法（一連として）

・K529-5 喉頭温存頸部食道悪性腫瘍手術（消化管再建手術を併施するもの）

・K544 心腫瘍摘出術，心腔内粘液腫摘出術「1」単独のもの「イ」胸腔鏡下によるもの

・K548 経皮的冠動脈形成術（特殊カテーテルによるもの）「3」アテローム切除アブレーション式血管形成術用カテーテルによるもの

・K573 心房中隔欠損作成術「1」経皮的心房中隔欠損作成術「ロ」スタティック法

・K574-4 胸腔鏡下心房中隔欠損閉鎖術

・K615 血管塞栓術（頭部，胸腔，腹腔内血管等）「３」門脈塞栓術（開腹によるもの）

・K635-4 腹腔鏡下連続携行式腹膜灌流用カテーテル腹腔内留置術

・K645-2 腹腔鏡下骨盤内臓全摘術

・K645-3 骨盤内悪性腫瘍及び腹腔内軟部腫瘍ラジオ波焼灼療法（一連として）

・K656-2 腹腔鏡下胃縮小術「２」スリーブ状切除によるもの（バイパス術を併施するもの）

・K700-4 腹腔鏡下膵中央切除術

・K773-7 腎悪性腫瘍ラジオ波焼灼療法（一連として）

・K798 膀胱結石，異物摘出術「３」レーザーによるもの

・K809-4 腹腔鏡下膀胱尿管逆流手術（膀胱外アプローチ）

・K821-4 尿道狭窄グラフト再建術

・K830-3 精巣温存手術

・K836-3 腹腔鏡下停留精巣内精巣動静脈結紮術

・K841-7 経尿道的前立腺水蒸気治療

・K841-8 経尿道的前立腺切除術（高圧水噴射システムを用いるもの）

・K872-3 子宮鏡下有茎粘膜下筋腫切出術，子宮内膜ポリープ切除術「２」組織切除回収システム利用によるもの

② 次の表に掲げる薬剤を投与される患者（薬剤ごとに各欄に掲げる診断群分類番号にかかるものに限る）

1	**グルカルピダーゼ（遺伝子組換え）** 当該薬剤の注意事項等情報(医薬品，医療機器等の品質，有効性及び安全性の確保等に関する法律(昭和35年法律第145号。以下「医薬品医療機器等法」という)第68条の2の規定により公表された注意事項等情報をいう。以下同じ)として公表された効能または効果および用法または用量(令和３年９月27日に，医薬品医療機器等法第14条第１項の規定により承認されたものに限る)にかかるものに限る。 すべての診断群分類番号
2	**ラブリズマブ（遺伝子組換え）** 当該薬剤の注意事項等情報として公表された効能または効果および用法または用量(令和５年５月25日に，医薬品医療機器等法第14条第15項の規定により，既に承認された効能または効果の変更について承認されたものに限る)にかかるものに限る。 010095xxxxx0xx　　010095xxxxx2xx
3	**ソマプシタン（遺伝子組換え）** 当該薬剤の注意事項等情報として公表された効能または効果および用法または用量(令和５年６月26日に，医薬品医療機器等法第14条第15項の規定により，既に承認された効能または効果および用法または用量の変更について承認されたものに限る)にかかるものに限る。 100250xx99x00x　100250xx99x01x　100250xx99x10x　100250xx99x11x 100250xx99x21x　100250xx97xxxx
4	**ペムブロリズマブ（遺伝子組換え）** 当該薬剤の注意事項等情報として公表された効能または効果および用法または用量（令和５年６月26日に，医薬品医療機器等法第14条第15項の規定により，既に承認された効能または効果の変更について承認されたものに限る）にかかるものに限る。 130030xx99x2xx　130030xx99x3xx　130030xx97x2xx　130030xx97x3xx

5	**デュピルマブ（遺伝子組換え）**
	当該薬剤の注意事項等情報として公表された効能または効果および用法または用量（令和5年6月26日に，医薬品医療機器等法第14条第15項の規定により，既に承認された効能または効果および用法または用量の変更について承認されたものに限る）にかかるものに限る。 080080xxxxxx0x　　080080xxxxxx1x
	デュピルマブ（遺伝子組換え）
	当該薬剤の注意事項等情報として公表された効能または効果および用法または用量（令和5年9月25日に，医薬品医療機器等法第14条第15項の規定により，既に承認された用法または用量の変更について承認されたものに限る）にかかるものに限る。 080050xxxxxxxx
	デュピルマブ（遺伝子組換え）
	当該薬剤の注意事項等情報として公表された効能または効果および用法または用量（令和5年9月25日に，医薬品医療機器等法第14条第1項の規定により承認されたものに限る）にかかるものに限る。 080050xxxxxxxx
	デュピルマブ（遺伝子組換え）
	当該薬剤の注意事項等情報として公表された効能または効果および用法または用量（令和6年2月9日に，医薬品医療機器等法第14条第15項の規定により，既に承認された効能または効果および用法または用量の変更について承認されたものに限る）にかかるものに限る。 080080xxxxxx0x　　080080xxxxxx1x
6	**ソマトロピン（遺伝子組換え）**
	当該薬剤の注意事項等情報として公表された効能または効果および用法または用量（令和5年6月26日に，医薬品医療機器等法第14条第15項の規定により，既に承認された効能または効果の変更について承認されたものに限る）にかかるものに限る。 100360xxxxxxxx
	ソマトロピン（遺伝子組換え）
	当該薬剤の注意事項等情報として公表された効能または効果および用法または用量（令和5年12月22日に，医薬品医療機器等法第14条第15項の規定により，既に承認された効能または効果および用法または用量の変更について承認されたものに限る）にかかるものに限る。 140620xx99xxxx　　140620xx97xxxx
7	**ウパダシチニブ水和物**
	当該薬剤の注意事項等情報として公表された効能または効果および用法または用量（令和5年6月26日に，医薬品医療機器等法第14条第15項の規定により，既に承認された効能または効果および用法または用量の変更について承認されたものに限る）にかかるものに限る。 060180xx99x0xx　　060180xx99x1xx　　060180xx97x0xx　　060180xx97x1xx 060180xx01x0xx　　060180xx01x1xx
8	**リトレシチニブトシル酸塩**
	当該薬剤の注意事項等情報として公表された効能または効果および用法または用量（令和5年6月26日に，医薬品医療機器等法第14条第1項の規定により承認されたものに限る）にかかるものに限る。 080190xxxxxxxx
9	**フチバチニブ**
	当該薬剤の注意事項等情報として公表された効能または効果および用法または用量（令和5年6月26日に，医薬品医療機器等法第14条第1項の規定により承認されたものに限る）にかかるものに限る。 060050xx9903xx　　060050xx99040x　　060050xx99041x　　060050xx97x3xx 060050xx97x4xx　　060060xx9903xx　　060060xx9703xx　　060060xx9713xx

10	ペグアスパルガーゼ
	当該薬剤の注意事項等情報として公表された効能または効果および用法または用量（令和5年6月26日に，医薬品医療機器等法第14条第1項の規定により承認されたものに限る）にかかるものに限る。
	130020xx99x3xx　130020xx97x3xx　130030xx99x2xx　130030xx99x3xx 130030xx99x5xx
11	ボレチゲン　ネパルボベク
	当該薬剤の注意事項等情報として公表された効能，効果または性能および用法，用量または使用方法（令和5年6月26日に，医薬品医療機器等法第23条の25第1項の規定により承認されたものに限る）にかかるものに限る。
	020350xx97x0xx　020350xx97x1xx
12	トラスツズマブ　デルクステカン（遺伝子組換え）
	当該薬剤の注意事項等情報として公表された効能または効果および用法または用量（令和5年8月23日に，医薬品医療機器等法第14条第15項の規定により，既に承認された効能または効果の変更について承認されたものに限る）にかかるものに限る。
	040040xx9903xx　040040xx99040x　040040xx99041x　040040xx9913xx 040040xx99140x　040040xx99141x　040040xx97x3xx　040040xx97x4xx 040040xx02x4xx
13	オラパリブ
	当該薬剤の注意事項等情報として公表された効能または効果および用法または用量（令和5年8月23日に，医薬品医療機器等法第14条第15項の規定により，既に承認された用法または用量の変更について承認されたものに限る）にかかるものに限る。
	110080xx9904xx　110080xx9907xx　110080xx97x4xx
14	ジルコプランナトリウム
	当該薬剤の注意事項等情報として公表された効能または効果および用法または用量（令和5年9月25日に，医薬品医療機器等法第14条第1項の規定により承認されたものに限る）にかかるものに限る。
	010130xx99x0xx　010130xx99x3xx　010130xx99x4xx　010130xx97x0xx 010130xx97x4xx
15	エプコリタマブ（遺伝子組換え）
	当該薬剤の注意事項等情報として公表された効能または効果および用法または用量（令和5年9月25日に，医薬品医療機器等法第14条第1項の規定により承認されたものに限る）にかかるものに限る。
	130030xx99x2xx　130030xx99x3xx　130030xx97x2xx　130030xx97x3xx
16	ペルツズマブ（遺伝子組換え）／トラスツズマブ（遺伝子組換え）／ボルヒアルロニダーゼ　アルファ（遺伝子組換え）
	当該薬剤の注意事項等情報として公表された効能または効果および用法または用量（令和5年9月25日に，医薬品医療機器等法第14条第1項の規定により承認されたものに限る）にかかるものに限る。
	060035xx99x2xx　060035xx99x3xx　060035xx97x2xx　060035xx97x3xx 060035xx0103xx　060040xx99x2xx　060040xx99x30x　060040xx99x31x 060040xx9702xx　060040xx9703xx　060040xx9712xx　060040xx0303xx
17	ロザノリキシズマブ（遺伝子組換え）
	当該薬剤の注意事項等情報として公表された効能または効果および用法または用量（令和5年9月25日に，医薬品医療機器等法第14条第1項の規定により承認されたものに限る）にかかるものに限る。
	010130xx99x0xx　010130xx99x3xx　010130xx99x4xx　010130xx97x0xx 010130xx97x4xx
18	レカネマブ（遺伝子組換え）
	当該薬剤の注意事項等情報として公表された効能または効果および用法または用量（令和5年9月25日に，医薬品医療機器等法第14条第1項の規定により承認されたものに

	限る）にかかるものに限る。	
	01021xxxxx0xxx 01021xxxxx1xxx	
19	**セフィデロコルトシル酸塩硫酸塩水和物**	
	当該薬剤の注意事項等情報として公表された効能または効果および用法または用量（令和5年11月30日に，医薬品医療機器等法第14条第1項の規定により承認されたものに限る）にかかるものに限る。	
	すべての診断群分類番号	
20	**ニボルマブ（遺伝子組換え）**	
	当該薬剤の注意事項等情報として公表された効能または効果および用法または用量（令和5年11月24日に，医薬品医療機器等法第14条第15項の規定により，既に承認された効能または効果および用法または用量の変更について承認されたものに限る）にかかるものに限る。	
	060030xx99x2xx 060030xx99x30x 060030xx99x31x 060030xx97x2xx	
	060030xx97x3xx	
	ニボルマブ（遺伝子組換え）	
	当該薬剤の注意事項等情報として公表された効能または効果および用法または用量（令和6年2月9日に，医薬品医療機器等法第14条第15項の規定により，既に承認された効能または効果および用法または用量の変更について承認されたものに限る）にかかるものに限る。	
	080006xx99x2xx 080006xx99x3xx 090010xx99x2xx 090010xx99x30x	
	090010xx99x31x 090010xx97x2xx 090010xx97x3xx 110100xx99x10x	
	110100xx99x11x 110100xx97x10x 110100xx97x11x	
21	**ダブラフェニブメシル酸塩**	
	当該薬剤の注意事項等情報として公表された効能または効果および用法または用量（令和5年11月24日に，医薬品医療機器等法第14条第15項の規定により，既に承認された効能または効果および用法または用量の変更について承認されたものに限る）にかかるものに限る。	
	010010xx9904xx 010010xx9906xx 010010xx97x4xx 010010xx97x5xx	
	010010xx03x4xx 010010xx03x5xx 010010xx03x6xx 02001xxx99x1xx	
	03001xxx99x3xx 03001xxx99x40x 03001xxx99x41x 03001xxx97x3xx	
	03001xxx97x4xx 03001xxx0213xx 040010xx99x2xx 040010xx99x30x	
	040010xx99x31x 040010xx97x3xx 040040xx9903xx 040040xx99040x	
	040040xx99041x 040040xx9913xx 040040xx99140x 040040xx99141x	
	040040xx97x3xx 040040xx97x4xx 040040xx02x4xx 040050xx99x2xx	
	040050xx99x3xx 040050xx97x3xx 050010xxxxxxxx 060010xx99x30x	
	060010xx99x31x 060010xx99x40x 060010xx99x41x 060010xx97x30x	
	060010xx97x31x 060010xx97x40x 060010xx97x41x 060010xx02x4xx	
	060020xx9902xx 060020xx9903xx 060020xx97x2xx 060020xx97x3xx	
	060030xx99x2xx 060030xx99x30x 060030xx99x31x 060030xx97x2xx	
	060030xx97x3xx 060035xx99x2xx 060035xx99x3xx 060035xx97x2xx	
	060035xx97x3xx 060035xx0103xx 060040xx99x2xx 060040xx99x30x	
	060040xx99x31x 060040xx9702xx 060040xx9703xx 060040xx9712xx	
	060040xx0303xx 060050xx9903xx 060050xx99040x 060050xx99041x	
	060050xx97x3xx 060050xx97x4xx 060060xx9903xx 060060xx9703xx	
	060060xx9713xx 06007xxx9903xx 06007xxx9904xx 06007xxx9914xx	
	06007xxx97x3xx 06007xxx97x4xx 070030xx9901xx 070030xx97x1xx	
	070030xx01x1xx 070040xx99x2xx 070040xx99x3xx 070040xx97x2xx	
	070040xx97x3xx 070040xx02x2xx 070040xx02x3xx 070041xx99x2xx	
	070041xx99x3xx 070041xx97x2xx 070041xx97x3xx 080005xx99x1xx	
	080006xx99x2xx 080006xx99x3xx 090010xx99x2xx 090010xx99x30x	
	090010xx99x31x 090010xx97x2xx 090010xx97x3xx 100020xx99x1xx	

```
100020xx99x2xx    100030xx99x1xx    100030xx97x1xx    100180xx9901xx
100180xx97x1xx    100190xx99x1xx    11001xxx9901xx    11001xxx97x1xx
11001xxx01x1xx    11002xxx99x1xx    110050xx99x1xx    110050xx97x1xx
110050xx02x1xx    110050xx01x1xx    110060xx99x20x    110060xx99x21x
110060xx97x2xx    110060xx01x2xx    110070xx99x20x    110070xx99x21x
110070xx97x2xx    110070xx03x20x    110070xx03x21x    110080xx9903xx
110080xx9907xx    110080xx97x3xx    110100xx99x10x    110100xx99x11x
110100xx97x10x    110100xx97x11x    120010xx99x2xx    120010xx99x30x
120010xx99x31x    120010xx97x2xx    120010xx97x30x    120010xx97x31x
120010xx01x30x    120010xx01x31x    12002xxx99x40x    12002xxx99x41x
12002xxx97x3xx    12002xxx97x4xx    12002xxx01x4xx    120030xx99x2xx
120030xx99x3xx    120050xx99x1xx    130010xx97x2xx    130030xx99x2xx
130030xx99x3xx    130030xx97x2xx    130030xx97x3xx
```

22	**トラメチニブ　ジメチルスルホキシド付加物**

当該薬剤の注意事項等情報として公表された効能または効果および用法または用量（令和5年11月24日に，医薬品医療機器等法第14条第15項の規定により，既に承認された効能または効果および用法または用量の変更について承認されたものに限る）にかかるものに限る。

```
010010xx9904xx    010010xx9906xx    010010xx97x4xx    010010xx97x5xx
010010xx03x4xx    010010xx03x5xx    010010xx03x6xx    02001xxx99x1xx
03001xxx99x3xx    03001xxx99x40x    03001xxx99x41x    03001xxx97x3xx
03001xxx97x4xx    03001xxx0213xx    040010xx99x2xx    040010xx99x30x
040010xx99x31x    040010xx97x3xx    040040xx9903xx    040040xx99040x
040040xx99041x    040040xx9913xx    040040xx99140x    040040xx99141x
040040xx97x3xx    040040xx97x4xx    040040xx02x4xx    040050xx99x2xx
040050xx99x3xx    040050xx97x3xx    050010xxxxxxxx    060010xx99x30x
060010xx99x31x    060010xx99x40x    060010xx99x41x    060010xx97x30x
060010xx97x31x    060010xx97x40x    060010xx97x41x    060010xx02x4xx
060020xx9902xx    060020xx9903xx    060020xx97x2xx    060020xx97x3xx
060030xx99x2xx    060030xx99x30x    060030xx99x31x    060030xx97x2xx
060030xx97x3xx    060035xx99x2xx    060035xx99x3xx    060035xx97x2xx
060035xx97x3xx    060035xx0103xx    060040xx99x2xx    060040xx99x30x
060040xx99x31x    060040xx9702xx    060040xx9703xx    060040xx9712xx
060040xx0303xx    060050xx9903xx    060050xx99040x    060050xx99041x
060050xx97x3xx    060050xx97x4xx    060060xx9903xx    060060xx9703xx
060060xx9713xx    06007xxx9903xx    06007xxx9904xx    06007xxx9914xx
06007xxx97x3xx    06007xxx97x4xx    070030xx9901xx    070030xx97x1xx
070030xx01x1xx    070040xx99x2xx    070040xx99x3xx    070040xx97x2xx
070040xx97x3xx    070040xx02x2xx    070040xx02x3xx    070041xx99x2xx
070041xx99x3xx    070041xx97x2xx    070041xx97x3xx    080005xx99x1xx
080006xx99x2xx    080006xx99x3xx    090010xx99x2xx    090010xx99x30x
090010xx99x31x    090010xx97x2xx    090010xx97x3xx    100020xx99x1xx
100020xx99x2xx    100030xx99x1xx    100030xx97x1xx    100180xx9901xx
100180xx97x1xx    100190xx99x1xx    11001xxx9901xx    11001xxx97x1xx
11001xxx01x1xx    11002xxx99x1xx    110050xx99x1xx    110050xx97x1xx
110050xx02x1xx    110050xx01x1xx    110060xx99x20x    110060xx99x21x
110060xx97x2xx    110060xx01x2xx    110070xx99x20x    110070xx99x21x
110070xx97x2xx    110070xx03x20x    110070xx03x21x    110080xx9903xx
110080xx9907xx    110080xx97x3xx    110100xx99x10x    110100xx99x11x
110100xx97x10x    110100xx97x11x    120010xx99x2xx    120010xx99x30x
120010xx99x31x    120010xx97x2xx    120010xx97x30x    120010xx97x31x
```

ＤＰＣの概要

診断群分類区分の決定

診断群分類番号の構成

診療報酬額の算定方法

請求とレセプトの記載

参考・付録

	120010xx01x30x　120010xx01x31x　12002xxx99x40x　12002xxx99x41x 12002xxx97x3xx　12002xxx97x4xx　12002xxx01x4xx　120030xx99x2xx 120030xx99x3xx　120050xx99x1xx　130010xx97x2xx　130030xx99x2xx 130030xx99x3xx　130030xx97x2xx　130030xx97x3xx
23	ビメキズマブ（遺伝子組換え） 当該薬剤の注意事項等情報として公表された効能または効果および用法または用量（令和5年12月22日に，医薬品医療機器等法第14条第15項の規定により，既に承認された効能または効果および用法または用量の変更について承認されたものに限る）にかかるものに限る。 070330xx99x0xx　070330xx97x0xx　070480xxxxx0xx
24	３－ヨードベンジルグアニジン（^{123}Ｉ） 当該薬剤の注意事項等情報として公表された効能または効果および用法または用量（令和5年12月22日に，医薬品医療機器等法第14条第15項の規定により，既に承認された効能または効果および用法または用量の変更について承認されたものに限る）にかかるものに限る。 01021xxxxx0xxx
25	シロリムス 当該薬剤の注意事項等情報として公表された効能または効果および用法または用量（令和6年1月18日に，医薬品医療機器等法第14条第15項の規定により，既に承認された効能または効果および用法または用量の変更について承認されたものに限る）にかかるものに限る。 010040x099000x　010040x0991xxx　010040x199x0xx　040030xx99xxxx 040030xx97xxxx　060050xx9902xx　070010xx99xxxx　070010xx970xxx 070010xx971xxx　070590xx99x0xx　070590xx97x0xx　080130xxxxxxxx 14031xx09900xx　14031xx09910xx　14031xx004x0xx　14031xx19900xx 14031xx19910xx　14031xx104x0xx　140490xx970xxx　140490xx971xxx 180060xx99xxxx　180060xx97xxxx
	シロリムス 当該薬剤の注意事項等情報として公表された効能または効果および用法または用量（令和6年1月18日に，医薬品医療機器等法第14条第1項の規定により承認されたものに限る）にかかるものに限る。 010040x099000x　010040x099001x　010040x0991xxx　010040x097x0xx 010040x001x0xx　010040x199x0xx　010040x197x0xx　040030xx99xxxx 040030xx97xxxx　060050xx9902xx　060050xx04xxxx　060050xx03xxxx 070010xx99xxxx　070010xx970xxx　070010xx971xxx　070430xx99xxxx 070430xx97xxxx　070430xx01xxxx　070520xx99xxxx　070520xx97xxxx 070590xx99x0xx　070590xx97x0xx　080130xxxxxxxx　14031xx09900xx 14031xx09910xx　14031xx004x0xx　14031xx19900xx　14031xx19910xx 14031xx104x0xx　140490xx970xxx　140490xx971xxx　180060xx99xxxx 180060xx97xxxx
26	ロナファルニブ 当該薬剤の注意事項等情報として公表された効能または効果および用法または用量（令和6年1月18日に，医薬品医療機器等法第14条第1項の規定により承認されたものに限る）にかかるものに限る。 100290xxxxxxxx
27	ダニコパン 当該薬剤の注意事項等情報として公表された効能または効果および用法または用量（令和6年1月18日に，医薬品医療機器等法第14条第1項の規定により承認されたものに限る）にかかるものに限る。 130090xx99x0xx　130090xx99x1xx　130090xx97x0xx　130090xx97x1xx

28	**タラゾパリブトシル酸塩** 当該薬剤の注意事項等情報として公表された効能または効果および用法または用量（令和6年1月18日に，医薬品医療機器等法第14条第1項の規定により承認されたものに限る）にかかるものに限る。 090010xx99x2xx　090010xx99x30x　090010xx99x31x　090010xx97x2xx 090010xx97x3xx　110080xx9904xx　110080xx9907xx　110080xx97x4xx
29	**アフリベルセプト（遺伝子組換え）** 当該薬剤の注意事項等情報として公表された効能または効果および用法または用量（令和6年1月18日に，医薬品医療機器等法第14条第1項の規定により承認されたものに限る）にかかるものに限る。 020180xx99x2xx　020180xx97x2x0　020200xx99x1xx　020200xx9701xx 020200xx9711xx
30	**ルスパテルセプト（遺伝子組換え）** 当該薬剤の注意事項等情報として公表された効能または効果および用法または用量（令和6年1月18日に，医薬品医療機器等法第14条第1項の規定により承認されたものに限る）にかかるものに限る。 130050xx99x0xx　130050xx99x2xx　130050xx99x3xx　130050xx99x4xx 130050xx97x0xx　130050xx97x2xx　130060xx99x0xx　130060xx97x00x 130060xx97x01x　130060xx97x1xx　130060xx97x3xx　130060xx97x41x
31	**レブリキズマブ（遺伝子組換え）** 当該薬剤の注意事項等情報として公表された効能または効果および用法または用量（令和6年1月18日に，医薬品医療機器等法第14条第1項の規定により承認されたものに限る）にかかるものに限る。 080050xxxxxxxxx
32	**エフガルチギモド アルファ（遺伝子組換え）** 当該薬剤の注意事項等情報として公表された効能または効果および用法または用量（令和6年3月26日に，医薬品医療機器等法第14条第15項の規定により，既に承認された効能または効果および用法または用量の変更について承認されたものに限る）にかかるものに限る。 130110x0xxx0xx　130110x0xxx2xx　130110x0xxx5xx　130110x1xxx0xx 130110x1xxx5xx
33	**フェンフルラミン塩酸塩** 当該薬剤の注意事項等情報として公表された効能または効果および用法または用量（令和6年3月26日に，医薬品医療機器等法第14条第15項の規定により，既に承認された効能または効果および用法または用量の変更について承認されたものに限る）にかかるものに限る。 010230xx99x00x　010230xx99x01x　010230xx99x10x　010230xx99x11x 010230xx99x20x　010230xx99x21x　010230xx99x30x　010230xx99x4xx 010230xx97x00x　010230xx97x01x　010230xx97x4xx
34	**ファリシマブ（遺伝子組換え）** 当該薬剤の注意事項等情報として公表された効能または効果および用法または用量（令和6年3月26日に，医薬品医療機器等法第14条第15項の規定により，既に承認された効能または効果および用法または用量の変更について承認されたものに限る）にかかるものに限る。 020210xx99x0xx　020210xx99x1xx　020210xx97x0xx　020210xx97x1xx 020210xx01x0xx
35	**リファキシミン** 当該薬剤の注意事項等情報として公表された効能または効果および用法または用量（令和6年3月26日に，医薬品医療機器等法第14条第15項の規定により，既に承認された用法または用量の変更について承認されたものに限る）にかかるものに限る。 060300xx991xxx

36	パリビズマブ（遺伝子組換え）
	当該薬剤の注意事項等情報として公表された効能または効果および用法または用量（令和6年3月26日に，医薬品医療機器等法第14条第15項の規定により，既に承認された効能または効果の変更について承認されたものに限る）にかかるものに限る。
	すべての診断群分類番号
37	バリシチニブ
	当該薬剤の注意事項等情報として公表された効能または効果および用法または用量（令和6年3月26日に，医薬品医療機器等法第14条第15項の規定により，既に承認された用法または用量の変更について承認されたものに限る）にかかるものに限る。
	080050xxxxxxxxx
	バリシチニブ
	当該薬剤の注意事項等情報として公表された効能または効果および用法または用量（令和6年3月26日に，医薬品医療機器等法第14条第1項の規定により承認されたものに限る）にかかるものに限る。
	080050xxxxxxxxx
38	フルベストラント
	当該薬剤の注意事項等情報として公表された効能または効果および用法または用量（令和6年3月26日に，医薬品医療機器等法第14条第15項の規定により，既に承認された用法または用量の変更について承認されたものに限る）にかかるものに限る。
	090010xx99x2xx　　090010xx99x30x　090010xx99x31x　090010xx97x2xx 090010xx97x3xx
39	カピバセルチブ
	当該薬剤の注意事項等情報として公表された効能または効果および用法または用量（令和6年3月26日に，医薬品医療機器等法第14条第1項の規定により承認されたものに限る）にかかるものに限る。
	090010xx99x2xx　　090010xx99x30x　090010xx99x31x　090010xx97x2xx 090010xx97x3xx
40	エルラナタマブ（遺伝子組換え）
	当該薬剤の注意事項等情報として公表された効能または効果および用法または用量（令和6年3月26日に，医薬品医療機器等法第14条第1項の規定により承認されたものに限る）にかかるものに限る。
	130040xx99x2xx　　130040xx99x3xx　130040xx97x2xx　130040xx97x3xx
41	ダウノルビシン塩酸塩／シタラビン
	当該薬剤の注意事項等情報として公表された効能または効果および用法または用量（令和6年3月26日に，医薬品医療機器等法第14条第1項の規定により承認されたものに限る）にかかるものに限る。
	130010xx97x2xx
42	フルシクロビン（^{18}F)
	当該薬剤の注意事項等情報として公表された効能または効果および用法または用量（令和3年3月23日に，医薬品医療機器等法第14条第1項の規定により承認されたものに限る）にかかるものに限る。
	010010xx9902xx　　010010xx9903xx　010010xx9904xx　010010xx9906xx 010010xx9908xx　　010010xx97x3xx　010010xx97x5xx　010010xx03x2xx 010010xx03x30x　　010010xx03x6xx　010010xx02x2xx　010010xx02x3xx
43	フロルベタピル（^{18}F)
	当該薬剤の注意事項等情報として公表された効能または効果および用法または用量（令和5年8月31日に，医薬品医療機器等法第14条第1項の規定により承認されたものに限る）にかかるものに限る。
	01021xxxxx0xxx　　01021xxxxx1xxx

44	**フルテメタモル（^{18}F）** 当該薬剤の注意事項等情報として公表された効能または効果および用法または用量（令和５年８月31日に，医薬品医療機器等法第14条第１項の規定により承認されたものに限る）にかかるものに限る。 01021xxxxx0xxx　01021xxxxx1xxx
45	**ネモリズマブ（遺伝子組換え）** 当該薬剤の注意事項等情報として公表された効能または効果および用法または用量（令和６年３月26日に，医薬品医療機器等法第14条第１項の規定により承認されたものに限る）にかかるものに限る。 080050xxxxxxxx　080080xxxxxx0x　080080xxxxxx1x
46	**ニルセビマブ（遺伝子組換え）** 当該薬剤の注意事項等情報として公表された効能または効果および用法または用量（令和６年３月26日に，医薬品医療機器等法第14条第１項の規定により承認されたものに限る）にかかるものに限る。 すべての診断群分類番号
47	**システアミン塩酸塩** 当該薬剤の注意事項等情報として公表された効能または効果および用法または用量（令和６年３月26日に，医薬品医療機器等法第14条第１項の規定により承認されたものに限る）にかかるものに限る。 100335xx99x0xx　100335xx99x1xx　100335xx97x0xx　100335xx97x1xx
48	**サルグラモスチム（遺伝子組換え）** 当該薬剤の注意事項等情報として公表された効能または効果および用法または用量（令和６年３月26日に，医薬品医療機器等法第14条第１項の規定により承認されたものに限る）にかかるものに限る。 040110xxxx00xx　040110xxxx01xx　040110xxxx02xx　040110xxxx03xx 040110xxxx10xx　040110xxxx11xx　040110xxxx12xx　040110xxxx13xx

③　「診断群分類点数表」の番号2466または2467に該当するもののうち，厚生労働大臣が定める傷病名，手術，処置等及び定義副傷病名の表に規定する傷病名U071（コロナウイルス感染症2019，ウイルスが同定されたもの）またはU072（コロナウイルス感染症2019，ウイルスが同定されていないもの）に該当する患者

次のいずれかに該当する場合

①　月平均の入院患者数が，医療法の規定にもとづき許可をうけ，もしくは届出をし，または承認をうけた病床数の105%以上である病院の病棟に入院している患者

②　医師または歯科医師の員数が，医療法の規定により有しなければならないこととされている員数の70%以下である病院の病棟に入院している患者

高額薬剤

　あらたに薬価基準に収載となった医薬品や効能が追加となった医薬品等については，診断群分類点数表に反映されていないことから，一定の基準に該当すると判定された場合には包括評価の対象外とし，その薬剤の十分な使用実績データが収集され診断群分類による包括評価が可能となるまでの期間，出来高で算定することとされている。これらの判定は，原則，年４回実施（緊急に薬価基準に収載となった新薬は必要に応じて追加で実施）されることになっており，その結果包括評価の対象外となったものが17頁の②の表に掲げられている医薬品である。

　なお，一定の基準に該当する場合とは，あらたに保険適用される次の①から③までの医薬品について，その医薬品を使用する可能性のある診断群分類区分を抽出し，その診断群分類区分についてその医薬品を入院初日から退院まで添付文書に記載された用法・用量にしたがって投与したとして算出した１入院あたりの薬剤費が，その診断群分類区分で使用される１入院あたり薬剤費の84パーセンタイル値を超える場合をいい，このことからこれらの医薬品が「高額薬剤」と呼ばれている。

①　新薬
②　効能・効果，用法・用量の一部変更がされた医薬品
③　事前評価済公知申請がされた医薬品

● **対象とならない患者**

　ＤＰＣ／ＰＤＰＳは，「急性期入院医療」についての制度なので，外来患者や一般病棟以外の病棟（療養病棟，結核病棟，精神病棟等）に入院している患者については対象外です。このため，これらの患者や前述の包括評価の対象外となる患者については，ＤＰＣ対象病院でも従来どおり出来高の点数表（医科診療報酬点数表等）によりその診療報酬を算定することになります。

Q & A

Q1　包括評価の対象となる患者は，自らの意志で診断群分類点数表と出来高の点数表のいずれにより算定するかを選択することができますか。

A1　選択できません。

Q2　主たる保険が労災または公災の適用患者は包括評価の対象外となりますか。

A2　そのとおりです。

Q3　交通事故による患者も，医療保険が適用される場合には包括評価の対象となりますか。

A3　そのとおりです。

Q4　分娩のために入院中の患者が，合併症等に罹患して保険給付が開始された場合には，包括評価の対象となる患者になりますか。

A4 保険給付が開始されたときに包括評価の対象となるかどうかを判断します。なお，包括評価の対象となる場合には，保険給付が開始された日を入院期間の起算日とします。

Q5 同一日に入退院する，いわゆる「１日入院」の患者は包括評価の対象となりますか。

A5 包括評価の対象となります。

Q6 午前０時をまたぐ１泊２日の入院でも，入院した時刻から24時間以内に死亡した患者は，包括評価の対象とならないのですか。

A6 対象となりません。

Q7 ＤＰＣ算定の対象外である病棟からＤＰＣ算定の対象病棟に転棟しましたが，転棟後24時間以内に死亡した場合には包括評価の対象外となるのですか。

A7 包括評価の対象外となる患者は「当該病院に入院後24時間以内に死亡した」患者であり，転棟後24時間以内に死亡した患者はその範囲には含まれません。

Q8 包括評価の対象とならない臓器移植患者は，15頁の表にある移植術をうけた入院に限って包括評価の対象とならないのですか。

A8 そのとおりです。

Q9 治験，臓器移植，先進医療を行った患者など，包括評価の対象外となる患者がいったん退院し，同じ病院に再入院した場合は，包括評価の対象患者として算定してよいですか。

A9 医学的に一連の診療として判断される場合は，出来高の点数表により算定します。

Q10 先進医療として認められている技術が，医療機器の保険収載等の理由により，途中で保険適用となった場合，該当する先進医療の技術による治療をうけた患者は包括評価の対象となるのですか。それとも次回改定までの間は引き続き包括評価の対象外となるのですか。

A10 保険適用となる前に当該技術による治療をうけた入院の場合には包括評価の対象外となります。保険適用後に当該技術による治療をうけた患者については包括評価の対象となります。

Q11 外来で治験を行っている患者が骨折等で入院した場合，その患者は包括評価の対象となるのですか。

A11 入院時に既に治験の対象者であることから包括評価の対象とはなりません。

Q12 ＤＰＣ対象病院において，医科点数表のＡ308回復期リハビリテーション病棟入院料またはＡ310緩和ケア病棟入院料を算定する一般病棟に入院している者のうち，これらの入院料等を算定しない患者については，包括評価の対象と

ＤＰＣの概要

診断群分類区分の決定

診断群分類番号の構成

診療報酬額の算定方法

請求とレセプトの記載

参考・付録

なる患者となりますか。

A12 入院している病棟や病床で判断することになるため，包括評価の対象となる患者にはなりません。

Q13 厚生労働大臣が告示する高額薬剤が投与された患者であるが，告示されていない診断群分類区分が適用される場合，その患者は「厚生労働大臣が別に定める者」に該当する患者として包括評価の対象外となるのですか。

A13 当該患者については「厚生労働大臣が別に定める者」には該当せず，包括評価の対象となります（薬剤名と対象診断群分類区分が一致しなければ包括評価の対象外患者とはなりません）。

Q14 ＤＰＣ対象病院においてＡ400の短期滞在手術等基本料３の対象手術等を実施した患者については，どのような算定となりますか。

A14 ＤＰＣ対象病院においては，ＤＰＣ／ＰＤＰＳによる算定を行う病床に限らず，すべての病床において短期滞在手術等基本料３は算定できません。

「ツリー図」・「定義テーブル」による診断群分類区分の決定

　診断群分類点数表の分類区分（診断群分類区分）の決定は，主治医が傷病名や診療行為，副傷病等にもとづき患者の退院（ＤＰＣ算定対象となる病棟等以外の病棟等への転棟を含む）時に行います。患者が月をまたいで入院する場合は，各月の請求時にいったん，診断群分類区分の決定を行い請求することとなります。

診断群分類区分決定の流れ

① 　ＤＰＣにおける診断群分類は，診断，診療行為（手術，処置等）の順に設定されており，この順に一方通行でＤＰＣを選択します。
② 　入院患者に対する診断群分類区分の該当の有無は，「厚生労働大臣が定める傷病名，手術，処置等及び定義副傷病名」（定義告示）に定める傷病名，手術，処置等および定義副傷病名等から，ツリー図および定義テーブルにもとづき主治医が判断します（ツリー図，定義テーブル，診断群分類点数表，診断群分類電子点数表を活用します）。

1 包括評価の対象となる診断群分類（診断群分類区分）

　包括評価の対象となる診断群分類（診断群分類区分）は，「厚生労働大臣が指定する病院の病棟における療養に要する費用の額の算定方法」（以下「算定告示」）の「別表」の「19」に規定されている「診断群分類点数表」（31頁参照）により，3,248分類区分が定められています。

　また，診断群分類区分の決定において必要な診療行為や副傷病等については，「厚生労働大臣が定める傷病名，手術，処置等及び定義副傷病名」（以下「定義告示」）（31頁参照）により決められています。

2　包括評価の対象とならない診断群分類

　包括評価の対象とならない診断群分類に該当する場合は，出来高の点数表により算定することとなるため，その診断群分類について算定告示上の規定はありません。これらの診断群分類は，「厚生労働大臣が指定する病院の病棟における療養に要する費用の額の算定方法の一部改正等に伴う実施上の留意事項について」に添付されている「ツリー図」（32頁参照）および「定義テーブル」（32頁参照）により求められます。

　「ツリー図」は，「定義テーブル」に定める診断群分類ごとに，手術，処置等または定義副傷病の有無等に応じた分岐およびその分岐ごとに設定された14桁のＤＰＣコードで構成されています。ＤＰＣコードのうち，診断群分類区分（2,477分類区分）に該当しない分岐の14桁コードを医科点数表算定コードといい，「ツリー図」にはＤＰＣコード全体の3,248分類区分が図示されています。

　また，「定義テーブル」は，「ツリー図」における分岐の基準となるもので，ＤＰＣコードの決定において必要な診療行為や副傷病等のすべてについて定義しています。

ＤＰＣコード（3,248分類区分）

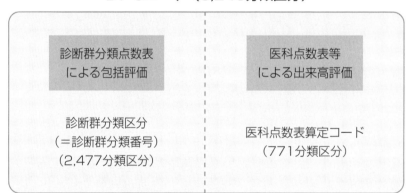

●診断群分類点数表・定義告示・ツリー図・定義テーブル

　診断群分類点数表の「傷病名」や「手術名」等の各欄については，定義告示の対応する各欄により，対応する番号の範囲でその具体的内容が，傷病名等はＩＣＤ-10，手術等は医科点数表の区分番号等で定義づけられています。32頁のツリー図と定義テーブルの関係も同様です。なお，本書では「診断群分類番号の構成」（40頁）の項を含め，同一の項目には同じ番号（例：「手術」は⑤）を付しています。

告示番号　診断群分類番号　　傷病名・③・④　　⑤　　⑥⑦⑧⑨　入院日　　点数

番号	診断群分類番号	傷病名	手術名	手術・処置等1	手術・処置等2	定義副傷病	重症度等	入院日（日） I	入院日（日） II	入院日（日） III	点数（点）入院期間 I	点数（点）入院期間 II	点数（点）入院期間 III
545	0400802299x000	肺炎等（市中肺炎かつ15歳以上65歳未満）	なし		なし	なし	A-DROPスコア0	5	10	30	3,505	2,299	1,954
546	0400802299x001	肺炎等（市中肺炎かつ15歳以上65歳未満）	なし		なし	なし	A-DROPスコア1	5	10	30	3,505	2,299	1,954
547	0400802299x002	肺炎等（市中肺炎かつ15歳以上65歳未満）	なし		なし	なし	A-DROPスコア2	5	10	30	3,505	2,299	1,954
548	0400802299x003	肺炎等（市中肺炎かつ15歳以上65歳未満）	なし		なし	なし	A-DROPスコア3	5	10	30	3,505	2,299	1,954
549	0400802299x004	肺炎等（市中肺炎かつ15歳以上65歳未満）	なし		なし	なし	A-DROPスコア4	7	15	60	3,302	2,138	1,817
579	0400802499x1x1	肺炎等（市中肺炎かつ75歳以上）	なし		あり		A-DROPスコア1	10	20	60	3,980	2,310	1,964
580	0400802499x1x2	肺炎等（市中肺炎かつ75歳以上）	なし		あり		A-DROPスコア2	10	20	60	3,980	2,310	1,964
581	0400802499x1x3	肺炎等（市中肺炎かつ75歳以上）	なし		あり		A-DROPスコア3	10	20	60	3,980	2,310	1,964
582	0400802499x1x4	肺炎等（市中肺炎かつ75歳以上）	なし		あり		A-DROPスコア4	10	20	60	3,980	2,310	1,964
583	0400802499x1x5	肺炎等（市中肺炎かつ75歳以上）	なし		あり		A-DROPスコア5	8	16	60	4,376	2,550	2,167

＊　「入院期間 I」とは，診断群分類番号ごとに入院日（日）I の欄に掲げる日数以下の期間
　　「入院期間 II」とは，診断群分類番号ごとに入院日（日）I の欄に掲げる日数を超え入院日（日）II の欄に掲げる日数以下の期間
　　「入院期間 III」とは，診断群分類番号ごとに入院日（日）II の欄に掲げる日数を超え入院日（日）III の欄に掲げる日数以下の期間

診断群分類点数表の「告示番号」を示している。

疾患コード　傷病名　⑤　⑥　⑦　⑧

番号	疾患コード	傷病名 ICDコード	手術 区分番号等	手術・処置等1 区分番号等	手術・処置等2 区分番号等	定義副傷病名 疾患コード
533から584まで	040080	肺炎等	A370, A378, A379, A481, B012, B052, B371, B59, J13, J14, J15, J16, J17, J18			なし J045なし　あり J045	あり 050130

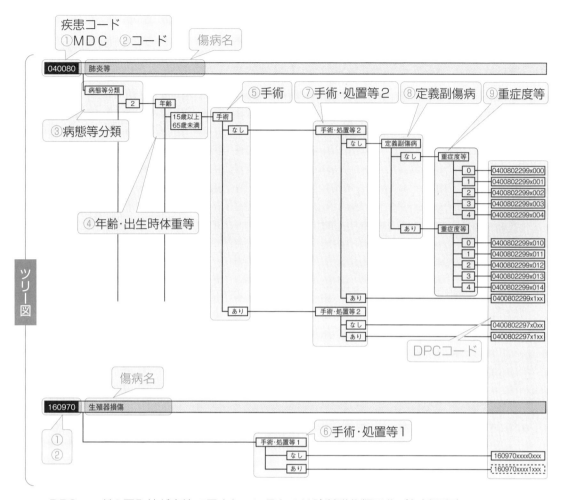

* DPCコードの囲み線が実線で示されているものは診断群分類区分（包括評価）
* DPCコードの囲み線が点線で示されているものは医科点数表算定コード（出来高で算定）

	診断群分類		医療資源を最も投入した傷病名		病態等分類		年齢・出生時体重等			手術				手術・処置等1			手術・処置等2			定義副傷病			重症度等	
MDC	コード	分類名	ICD名称	ICDコード	対応コード	フラグ	病態等分類	フラグ	対応コード	フラグ	年齢、出生時体重	手術分岐	対応コード	フラグ	点数表名称	区分番号等	フラグ	対応コード	処置等名称	区分番号等	フラグ	対応コード	疾患名	複数コードまたはICDコード	対応コード	フラグ	重症度等
04	0080	肺炎等	百日咳菌による百日咳	A370	0	0	下記以外	0	0	1歳未満	手術なし	99	99	手術なし				1	1	人工呼吸	J045$	1	1	心不全	050130	0	0	A-DROP スコア 0
			その他のボルデテラ属菌種による百日咳	A378	1	1	15歳未満	1	1	1歳以上15歳未満	手術あり	97	97	手術あり												1	1	A-DROP スコア 1
			百日咳、詳細不明	A379	2	2	15歳以上かつ市中肺炎	2	2	15歳以上65歳未満																2	2	A-DROP スコア 2
			レジオネラ症（在郷軍人病）	A481					3	3	65歳以上75歳未満																3	3	A-DROP スコア 3
			水痘肺炎	B012					4	4	75歳以上																4	4	A-DROP スコア 4
			麻疹、肺炎を合併するもの	B052																							5	5	A-DROP スコア 5
			肺カンジダ症	B371																									
			ニューモシスチス症	B59																									
			肺水腫確認菌による肺炎	J13																									
			インフルエンザ菌による肺炎	J14																									
			細菌性肺炎、他に分類されないもの	J15$																									
			その他の感染病原体による肺炎、他に分類されないもの	J16$																									
			他に分類される疾患における肺炎	J17$																									
			肺炎、病原体不詳	J18$																									

「ツリー図」・「定義テーブル」等について

① 「定義テーブル」，「定義告示」の傷病名等はＩＣＤ-10（36頁参照）により，診療行為は次のものを除き，医科点数表における区分番号等により定義されている。このため，「定義テーブル」では，手術コードを「Ｋコード」で表記している。

〈医科点数表の区分番号等によらない定義〉

化学療法	悪性腫瘍に対する抗腫瘍用薬，ホルモン療法，免疫療法等の抗腫瘍効果を有する薬剤の使用（当該入院中に処方されたものに限ることとし，手術中の使用および外来または退院時に処方されたものは含まない）をいい，抗生剤のみの使用およびG-ＣＳＦ製剤，鎮吐剤等の副作用にかかる薬剤のみの使用等は含まない。
放射線療法	医科点数表第2章第12部放射線治療（Ｍ005血液照射を除く）をいう。

② 「電気生理学的検査」とは，医科点数表第2章第3部検査のうち，特定保険医療材料の「体外式ペースメーカー用カテーテル電極」の「心臓電気生理学的検査機能付加型」を「050070頻脈性不整脈」では3本以上，「050210徐脈性不整脈」では2本以上使用して実施した電気生理学的検査のことをいう。

③ 「動注化学療法」とは，医科点数表第2章第6部注射のうち，Ｇ002動脈注射により化学療法を実施することをいう。

④ 「手術」とは，医科点数表第2章第10部手術（第13款手術等管理料およびＫ920-2輸血管理料を除く）をいう。

⑤ 「全身麻酔」とは，医科点数表第2章第11部麻酔のうち，Ｌ007開放点滴式全身麻酔およびＬ008マスク又は気管内挿管による閉鎖循環式全身麻酔をいう。

⑥ 「メトトレキサート大量療法（骨肉腫に対するもの）」とは，骨肉腫に対してメトトレキサート5ｇ以上を投与する化学療法をいい，「メトトレキサート大量療法（非ホジキンリンパ腫に対するもの）」とは，非ホジキンリンパ腫に対してメトトレキサート1ｇ以上を投与する化学療法をいう。

⑦ 「神経ブロック（局所麻酔剤又はボツリヌス毒素）神経根ブロック」，「神経ブロック（局所麻酔剤又はボツリヌス毒素）腰部硬膜外ブロック」および「神経ブロック（局所麻酔剤又はボツリヌス毒素）仙骨部硬膜外ブロック」とは，医科点数表第2章第11部麻酔のうち，Ｌ100神経ブロック（局所麻酔剤又はボツリヌス毒素使用）の「1」の神経根ブロック，「2」の腰部硬膜外ブロックおよび「5」の仙骨部硬膜外ブロックをいう。

⑧ 「060350急性膵炎，被包化壊死」における重症度等の「重症」とは，急性膵炎の重症度判定基準（2008年改訂）により重症（予後因子3点以上または造影ＣＴgrade2以上）として判定される病態をいう。なお，重症度が判定できない「不明」の場合にあっては，「軽症」の診断群分類区分を選択する。

⑨ 「定義テーブル」において使用されている略語は，次のとおりである。

〈「定義テーブル」で使用されている略語〉

ＩFN-α	インターフェロンα	ＩFN-β	インターフェロンβ
PET	ポジトロン断層撮影		
SPECT	シングルホトンエミッションコンピューター断層撮影		

⑩ 「定義告示」における慢性肝炎等の分類中に規定するインターフェロンβの「一定期間以上投与した場合に限る」とは，「定義テーブル」では，「7日以上投与した場合に限る」と表記さ

れている（「定義告示」の「番号」の「1214」に規定する「慢性肝炎（慢性Ｃ型肝炎を除く。）」）。

　この「７日以上投与した場合」とは，一入院期間中における７日以上の投与のことをいうものであり，連続７日以上の投与に限るものではない。

⑪　「010060脳梗塞」における重症度等の発症時期は，診断群分類区分の適用開始時を起点として選択する。なお，診断群分類区分の適用開始後に発症した場合は，発症後３日目以内を選択する。

⑫　「040080肺炎等」における病態等分類の「市中肺炎」への該当の有無は，主治医の判断によるものとするが，参考として，市中肺炎に該当しないものの例が示されている。

〈市中肺炎に該当しないものの例（参考）〉

入院48時間以降に病院内で発症した肺炎	老人施設と長期療養施設で発症した肺炎
重篤な免疫抑制状態	慢性下気道感染症の急性増悪

　また，重症度等の「A-DROPスコア」とは，次の表の５項目のうち入院時（入院中に発生した場合は発症時）の状態に該当する項目の合計数をいう。

〈A-DROPスコア〉

男性70歳以上，女性75歳以上	意識障害あり
BUN 21mg/dL以上または脱水あり	血圧（収縮期）90mmHg以下
SpO$_2$ 90%以下（PaO$_2$ 60Torr以下）	

⑬　「120170早産，切迫早産」における「年齢，出生時体重等の妊娠週数」とは，入院時の妊娠週数をいう。なお，「妊娠週数34週以上」には妊娠週数が不明の場合等を含む。

⑭　「100250下垂体機能低下症」における「内分泌負荷試験　下垂体前葉負荷試験」とは，医科点数表第２章第３部検査のうち，D287内分泌負荷試験の「１」の下垂体前葉負荷試験をいう。

⑮　「他の病院・診療所の病棟からの転院」とは，入院経路が「他の病院・診療所の病棟からの転院」の場合をいう。なお，特別な関係にある医療機関からの転院を含む。

⑯　「120260分娩の異常」における「分娩時出血量」とは，「入院前１週間以内に分娩あり」または「入院中の分娩あり」の場合の分娩時出血量をいう。なお，「入院周辺の分娩の有無」が「その他」の場合または分娩時出血量が不明である場合は，「2000ml未満」を選択する。

⑰　「060300肝硬変（胆汁性肝硬変を含む。）」における重症度等の「Child-Pugh分類」については，１入院期間において医学的に最も重症度が高いと考えられる時点での状態にもとづき，下表に掲げる５項目の合計点により選択するものとする。なお，各項目について，判定できない「不明」の場合にあっては，「１点」として計上する。

〈Child-Pugh分類〉

項目	評価		
	１点	２点	３点
T-Bil　（mg/dL）	<2.0	2.0～3.0	3.0<
Alb　（g/dL）	3.5<	2.8～3.5	<2.8
腹水	なし	少量	中等量
脳症	なし	軽症	ときどき昏睡
PT　（%）	70<	40～70	<40

⑱　「ツリー図」と「定義テーブル」における「＄（ダラー）」マークは，その下層にあるものすべてを含むワイルドカードとして使用されている独自の記号で，疾患をＩＣＤコードであらわすときや，診療行為をＫコード等であらわすときに使用されている。

DPCの概要

診断群分類区分の決定

診断群分類番号の構成

診療報酬額の算定方法

請求とレセプトの記載

参考・付録

Q & A

Q1 活性ＮＫ細胞療法は，「化学療法」に含まれますか。
A1 含まれません。

3 傷病名の決定

　診断群分類区分の決定において最初に行うのが傷病名の決定です。主治医は，入院期間において治療の対象となった傷病のうち，医療資源を最も投入した傷病名を「疾病及び関連保健問題の国際統計分類ＩＣＤ-10（2013年版）に準拠した平成27年総務省告示第35号（統計法第28条第１項の規定に基づく疾病，傷害及び死因に関する分類の「（１）基本分類表」（ＩＣＤ-10）に規定されている傷病名により選択します。

　ただし，ＩＣＤ-10に規定されている傷病名のうち，次のものは選択できません。

① 「Ｂ89詳細不明の寄生虫症」

② 「Ｂ95他章に分類される疾患の原因である連鎖球菌及びブドウ球菌」から「Ｂ99その他及び詳細不明の感染症」まで

③ 「Ｒ00心拍の異常」から「Ｒ99その他の診断名不明確及び原因不明の死亡」まで（「Ｒ04.0鼻出血」，「Ｒ04.2喀血」，「Ｒ04.8気道のその他の部位からの出血」，「Ｒ04.9気道からの出血，詳細不明」，「Ｒ56.0熱性けいれん〈痙攣〉」，「Ｒ61.0限局性発汗過多〈多汗〉（症）」，「Ｒ61.1全身性発汗過多〈多汗〉（症）」，「Ｒ61.9発汗過多〈多汗〉（症），詳細不明」，「Ｒ73.0ブドウ糖負荷試験異常」を除く。）

④ 「Ｃ97独立した（原発性）多部位の悪性新生物〈腫瘍〉」，「Ｔ14.0部位不明の表在損傷」から「Ｔ14.9損傷，詳細不明」まで

◆ 「医療資源を最も投入した傷病名」をＩＣＤ-10によりコーディングする際は，「疾病，傷害および死因統計分類提要　ＩＣＤ-10（2013年版）準拠第１巻　内容例示表」を確認する。

　なお，④の場合は，主たる部位のＩＣＤ－10を選択するものとされています。

　また，「Ｍ」ではじまる「筋骨格系及び結合組織の疾患」についてのＩＣＤコードのうち，定義テーブルに出現しないＩＣＤコードの傷病は，すべて診断群分類番号「071030その他の筋骨格系・結合組織の疾患」に該当することとなります（定義テーブルでは「Ｍ!!!!」とあらわされています）。

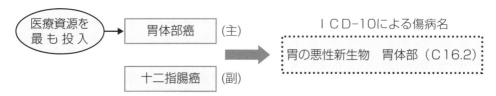

● 「医療資源を最も投入した傷病名」とは

　「医療資源を最も投入した傷病名」とは，患者の入院期間中に治療した傷病のうち，最も人的・物的医療資源を投入した傷病のことです。1入院中に複数の傷病に対して治療が行われた場合でも，「医療資源を最も投入した傷病名」は1つに限られます。

　なお，退院時処方にかかる薬剤料や手術で使用した薬剤料は投入した医療資源に含めないこととなっています。

● 「医療資源を最も投入した傷病名」が確定していない場合

　「医療資源を最も投入した傷病名」が確定していない場合は，入院の契機となった傷病名をＩＣＤ－10に規定されている傷病名により決定します。

　ＩＣＤ－10
　International Statistical Classification of Diseases and Related Health Problems, Tenth Revision（疾病および関連保健問題の国際統計分類第10回修正）の略称で，異なる国や地域から，異なる時点で集計された死亡や疾病のデータの体系的な記録や分析，解釈，比較を行うため，世界保健機関憲章にもとづき，WHO（World Health Organization；世界保健機関）により定められた国際疾病分類のこと。
　診断群分類点数表では，第10版（ＩＣＤ－10），2013年版が使用されている。なお，統計法第28条第1項の規定にもとづき平成27年2月13日付け総務省告示第35号をもって「疾病及び関連保健問題の国際統計分類ＩＣＤ－10（2013年版）」に準拠する改正が行われたが，ＤＰＣ／ＰＤＰＳ制度においては，平成30年度に導入された。

Q & A

Q1　「医療資源を最も投入した傷病名」については，ＤＰＣ算定病床以外の医療資源投入量も含めて考えるのですか。

A1　含めません。ＤＰＣ算定病床に入院していた期間において，「医療資源を最も投入した傷病名」を決定します。

Q2 合併症に対する治療に医療資源を最も投入した場合には，合併症を「医療資源を最も投入した傷病名」として診断群分類区分を決定するのですか。

A2 そのとおりです。

Q3 「医療資源を最も投入した傷病名」と手術内容が関連しないこともあり得ますか。

A3 あり得ます。

Q4 抜釘目的のみで入院した場合，「医療資源を最も投入した傷病名」は「○○骨折」でよいですか。

A4 「○○骨折」でよいです。

Q5 医療資源を最も投入した傷病名として「U07.1コロナウイルス感染症2019，ウイルスが同定されたもの」または「U07.2コロナウイルス感染症2019，ウイルスが同定されていないもの」を選択した患者については，どのような算定となりますか。

A5 出来高の点数表により算定します。レセプトの摘要欄に「U07.1」または「U07.2」と記載します。

Q6 「医療資源を最も投入した傷病名」として「R00心拍の異常」から「R99その他の診断名不明確および原因不明の死亡」までは選択しないこととされていますが，以下のように，「R798遺伝性乳癌卵巣癌症候群」が選択されうる患者については，どのようにすればよいですか。

① 乳癌の既往がある遺伝性乳癌卵巣癌症候群の患者に対してK888子宮附属器腫瘍摘出術（両側）を行う場合

② 卵巣癌の既往がある遺伝性乳癌卵巣癌症候群の患者に対してK475乳房切除術を行う場合

A6 実施した手術等に基づき，「120010卵巣・子宮附属器の悪性腫瘍」または「090010乳房の悪性腫瘍」に該当するICD10コードを選択し，「傷病情報」欄の「入院時併存傷病名」には「R798遺伝性乳癌卵巣癌症候群」を記載します。問の例の場合については以下のとおりです。

① 「120010卵巣・子宮附属器の悪性腫瘍」に該当するICD10コードを選択し，「子宮附属器悪性腫瘍手術（両側）等あり」を選択します。

② 「090010乳房の悪性腫瘍」に該当するICD10コードを選択し，「その他の手術あり」を選択します。

なお，いずれの場合においても「傷病情報」欄の「入院時併存傷病名」に「R798遺伝性乳癌卵巣癌症候群」を記載します。

Q7 「医療資源を最も投入した傷病」として，異なる診断群分類区分上6桁に該当する複数のICD10コードが選択されうる場合については，どのようにすればよい

DPCの概要　診断群分類区分の決定　診断群分類番号の構成　診療報酬額の算定方法　請求とレセプトの記載　参考・付録

ですか。

① 慢性維持透析を行っている慢性腎臓病患者の透析シャント病変に対して，医科点数表のK608-3内シャント血栓除去術，K616-4経皮的シャント拡張術・血栓除去術またはK616-7ステントグラフト内挿術(シャント)を行う場合

② 医科点数表のK082-7人工股関節置換術後の人工関節周囲骨折(外傷によるもの)に対して，K046-2観血的整復固定術(インプラント周囲骨折に対するもの)の「1」肩甲骨，上腕，大腿を行う場合

A7 ①原則として，慢性腎炎症候群・慢性間質性腎炎・慢性腎不全(110280)に該当するICD10コードを選択します。②原則として，関節・大腿近位の骨折(160800)に該当するICD10コードを選択します。

4 「ツリー図」と「定義テーブル」を用いて診断群分類区分を決定

「医療資源を最も投入した傷病名」を選択すると，次はその傷病名が分類されているＤＰＣコードを検索し，診療行為(手術・処置等の有無やその内容)や副傷病等により１つの診断群分類区分を決定していきます。１入院期間中に複数の傷病に対して治療を行った場合や同一の傷病に対して複数の手術等が行われた場合などでも１つの診断群分類区分を決定します。

ＤＰＣコードには包括評価の対象となるもの(診断群分類区分)と対象とならないもの(医科点数表算定コード)があるので，「ツリー図」とその分岐を定義している「定義テーブル」を活用し，診断群分類区分を決定します。

胃の悪性新生物　胃体部(C16.2)

↓

「060020胃の悪性腫瘍」のC16$に該当

↓

定義されている診療行為や副傷病により診断群分類区分を決定

手術や処置等の診療行為が行われていない期間に，診断群分類区分の適用を判断する場合は，入院診療計画等により確認できるものに限り，予定されている手術や処置等を勘案して判断します。

なお，医科点数表において，「Ｋ○○○の○○術に準じて算定する」旨の規定がされている手術については，診断群分類区分を決定するにあたっては，準用元の手術で判断します。

また，「ツリー図」においては，包括評価の対象となるＤＰＣコード(診断群分類区分)と出来高の点数表により算定することとなるＤＰＣコード(医科点数表算定コー

ド）が区別できるように，医科点数表算定コードについては，囲み線が点線で示されています（32頁参照）。

同一疾患内の複数のDPCコードに該当する可能性がある場合の取扱い

定義テーブルにある複数の手術等の診療行為が行われ，同一疾患内の複数のDPCコードに該当する可能性がある場合は，「⑤手術」，「⑥手術・処置等1」，「⑦手術・処置等2」および「⑧定義副傷病」のすべての項目について，ツリー図上，下にあるDPCコードを優先して選択する。

Q & A

Q1 いわゆる疑い病名により，診断群分類区分を決定してもよいですか。

A1 原則として，入院期間中に診断を確定し，確定した病名で診断群分類区分を決定します。ただし，検査入院等で入院中に確定診断がつかなかった場合においては，疑い病名により診断群分類区分を決定することができます。

Q2 診断群分類区分の決定が請求時から患者の退院時に変更となりましたが，月をまたいで入院する場合は，各月の請求時にいったん，診断群分類区分の決定を行い請求するのでしょうか。

A2 そのとおりです。なお，手術等が行われていない場合でも，予定がある場合には手術あり等の診断群分類区分を選択し請求しても差し支えありませんが，退院時までに予定された手術が行われなかった結果，退院時に決定された請求方法が異なる場合は，請求済みのレセプトを取り下げたうえで手術なしの分岐により再請求をします。

Q3 手術を実施する予定で入院した場合において，その手術が実施されていない時点における診療報酬の請求であっても，入院診療計画等を勘案して「手術あり」の診断群分類区分により算定してよいですか。

A3 入院診療計画等に手術を実施することが記載されていて，かつ，患者等への説明が行われている場合には，「手術あり」の診断群分類区分により算定します。

Q4 医科点数表の手術の「K○○○」において，「●●術は「K△△△」の▲▲術に準じて算定する」と記載されている場合は，診断群分類区分を決定する際は，「準用元の手術で判断すること」となっていますが，これは「K○○○」の手術名で判断するということですか。

A4 そのとおりです。（社会保険研究所発行の「医科点数表の解釈」の「手術」の部においては，準用の規定はすべて「準用元」に掲載されているが，「準用元」以外にその規定を掲載しているものについては「（再掲）」と表示している。）

DPCの概要
診断群分類区分の決定
診断群分類番号の構成
診療報酬額の算定方法
請求とレセプトの記載
参考・付録

診断群分類番号の構成

　診断群分類区分は，傷病名や診療行為，副傷病等にもとづき細分化されたもので，14桁のコード（診断群分類番号）であらわされ，英数字と'x'からなっています。

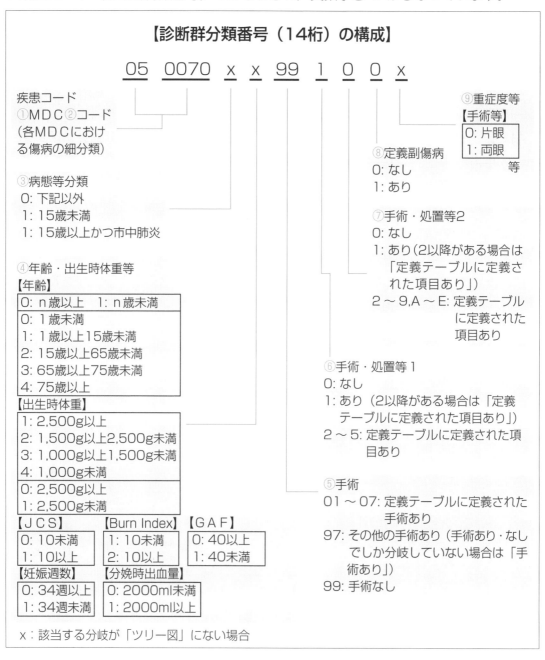

1 疾患コード（「①MDC」・「②コード（各MDCにおける傷病の細分類）」）

疾患コード
$$\underbrace{05}_{①}\ \underbrace{0070}_{②}\ x\ x\ 99\ 1\ 0\ 0\ x$$

疾患コードは，2桁の「①MDC」と4桁の「②コード（各MDCにおける傷病の細分類）」を組み合わせた6桁のコードであらわされています。「①MDC」は，MDCの18分類にそれぞれ対応する番号の'01'〜'18'を用いてあらわされ，「②コード（各MDCにおける傷病の細分類）」は，それぞれのMDC内で独自に定められた4桁の数字です。上記に例示した「050070」は，MDC05循環器系疾患のうち頻脈性不整脈となります。

なお，疾患コードであらわされる傷病名は「定義テーブル」によりすべてICD-10で定義されています。

MDC
Major Diagnostic Category の略称で，診断群分類を疾患分野ごとに大別した主要診断群のこと。現在18分類ある。

疾患コード
6桁目が'x'であらわされている場合は複数の疾患コードが含まれており，同じツリー図・定義テーブルを使用することとなる。

〈MDC一覧〉

MDC	MDC名称
01	神経系疾患
02	眼科系疾患
03	耳鼻咽喉科系疾患
04	呼吸器系疾患
05	循環器系疾患
06	消化器系疾患，肝臓・胆道・膵臓疾患
07	筋骨格系疾患
08	皮膚・皮下組織の疾患
09	乳房の疾患
10	内分泌・栄養・代謝に関する疾患
11	腎・尿路系疾患及び男性生殖器系疾患
12	女性生殖器系疾患及び産褥期疾患・異常妊娠分娩
13	血液・造血器・免疫臓器の疾患
14	新生児疾患，先天性奇形
15	小児疾患
16	外傷・熱傷・中毒
17	精神疾患
18	その他

〈コード（各MDCにおける傷病の細分類）〉

MDC	コード	分類名
01	0010	脳腫瘍
01	0020	くも膜下出血，破裂脳動脈瘤
01	0030	未破裂脳動脈瘤
05	0060	心筋症（拡張型心筋症を含む。）
05	0070	頻脈性不整脈
05	0080	弁膜症（連合弁膜症を含む。）

「③病態等分類」

05　0070　<u>x</u>　x　99　1　0　0　x
　　　　　　③

　「③病態等分類」は，１桁の数字または'x'であらわされており，'x'は病態等分類の条件設定がないことを意味しています。令和６年６月時点で病態等分類が設定されているのは「040080肺炎等」のみで，'0'は「下記（編注：１および２）以外」，'1'は「15歳未満」，２は「15歳以上かつ市中肺炎」を意味しています。

　なお，「市中肺炎」へ該当するかどうかは，主治医の判断によりますが，参考として，市中肺炎に該当しないものの例が示されています。

〈市中肺炎に該当しないものの例（参考）〉

入院48時間以降に病院内で発症した肺炎	老人施設と長期療養施設で発症した肺炎
重篤な免疫抑制状態	慢性下気道感染症の急性増悪

「④年齢・出生時体重等」

05　0070　x　<u>x</u>　99　1　0　0　x
　　　　　　④

　「④年齢・出生時体重等」には，年齢，出生時体重，ＪＣＳ，Burn Index，ＧＡＦ，妊娠週数，分娩時出血量の７種類があり，１桁の数字または'x'であらわされています。現在，年齢は２区分または５区分，出生時体重は２区分または４区分，ＪＣＳは２区分，Burn Indexは２区分，ＧＡＦは２区分，妊娠週数は２区分，分娩時出血量は２区分によりあらわされますが，年齢，出生時体重，ＪＣＳ，Burn Index，ＧＡＦ，妊娠週数，分娩時出血量のいずれによる分岐も設定されていない診断群分類区分においては'x'であらわされます。

　なお，「年齢」については，診断群分類区分が適用される入院時の年齢によります。「ＪＣＳ」については，ＤＰＣ算定対象となる病棟等への入院等の時点で該当するＪＣＳにより判断しますが，入院等後にその病棟等で発症した傷病が，医療資源を最も投入した傷病になる場合は，発症時に判断します。

　また，「120170早産，切迫早産」における「妊娠週数」は，入院時の妊娠週数をい

いますが，「妊娠週数34週以上」には，妊娠週数が不明の場合なども含まれます。「120260分娩の異常」における「分娩時出血量」は，「入院前1週間以内に分娩あり」または「入院中の分娩あり」の場合の分娩時出血量をいいますが，「入院周辺の分娩の有無」が「その他」の場合または分娩時出血量が不明である場合は，「2000ml未満」を選択します。

〈年齢・出生時体重等〉

年齢	出生時体重	JCS	Burn Index
0：n歳以上 1：n歳未満	1：2,500g以上 2：1,500g以上2,500g未満 3：1,000g以上1,500g未満 4：1,000g未満	0：10未満 1：10以上	1：10未満 2：10以上
0：1歳未満 1：1歳以上15歳未満 2：15歳以上65歳未満 3：65歳以上75歳未満 4：75歳以上	0：2,500g以上 1：2,500g未満		
GAF	妊娠週数	分娩時出血量	
0：40以上 1：40未満	0：34週以上 1：34週未満	0：2000ml未満 1：2000ml以上	

JCS

Japan Coma Scaleの略称で，意識障害の程度をあらわす基準。100-I，20-RI，3-IAなどと表記し，数字部分が意識障害のレベルを，アルファベット部分が状態等を意味する。診断群分類の分岐の基準として使用されるのは，意識障害のレベル部分のみで「10未満」と「10以上」で分岐する。

III群	刺激しても覚醒しない（3桁の点数で表現）
300	まったく動かない
200	手足を少し動かしたり顔をしかめる（除脳硬直を含む）
100	はらいのける動作をする
II群	刺激すると覚醒する（2桁の点数で表現）
30	かろうじて開眼する
20	痛み刺激で開眼する
10	よびかけで容易に開眼する
I群	覚醒している（1桁の点数で表現）
3	名前，生年月日がいえない
2	見当識障害あり
1	清明とはいえない

R：不穏　I：糞尿失禁　A：自発性喪失

Burn Index

熱傷指数のことで，熱傷面積・深度などにより熱傷の重症度を判断する指標。次の式により数字であらわす。たとえば，II度熱傷面積が10％でIII度熱傷面積が10％の場合，'15'とあらわされる。

$$Burn\ Index＝0.5×II度熱傷面積\%＋III度熱傷面積\%$$

DPCの概要　診断群分類区分の決定　診断群分類番号の構成　診療報酬額の算定方法　請求とレセプトの記載　参考・付録

GAF

Global Assessment of Functioningの略称で，0から100の数値であらわされる。

値	所 見
91-100	広範囲の行動にわたって最高に機能しており，生活上の問題で手に負えないものは何もなく，その人に多数の長所があるためにほかの人々から求められている。症状は何もない。
81-90	症状が全くないか，ほんの少しだけ（例：試験前の軽い不安）。すべての面でよい機能で，広範囲の活動に興味をもち参加し，社交的にはそつがなく，生活に大体満足し，日々のありふれた問題や心配以上のものはない（例：たまに家族と口論する）。
71-80	症状があったとしても，心理社会的ストレスに対する一過性で予期される反応である（例：家族と口論した後の集中困難）。社会的，職業的，または学校の機能にごくわずかな障害以上のものはない（例：一時的に学業で後れをとる）。
61-70	いくつかの軽い症状がある（例：抑うつ気分と軽い不眠），または，社会的，職業的，または学校の機能にいくらかの困難はある（例：時にずる休みをしたり，家の金を盗んだりする）が，全我的には機能はかなり良好であって，有意義な対人関係もかなりある。
51-60	中等度の症状（例：感情が平板で，会話がまわりくどい，時にパニック発作がある），または，社会的，職業的，または学校の機能における中等度の困難（例：友達が少ししかいない，仲間や仕事の同僚との葛藤）。
41-50	重大な症状（例：自殺念慮，強迫的儀式が重症，しょっちゅう万引する）または，社会的，職業的，または学校の機能における何らかの深刻な障害（例：友達がいない，仕事が続かない）
31-40	現実検討か疎通性にいくらかの欠陥（例：会話は時々非論理的，あいまい，または関係性がなくなる），または，仕事や学校，家族関係，判断，思考，または気分など多くの面での重大な欠陥（例：抑うつ的な男が友人を避け，家族を無視し，仕事ができない。子どもがしばしば年下の子どもをなぐり，家庭では反抗的であり，学校では勉強ができない）
21-30	行動は妄想や幻覚に相当影響されている，または疎通性か判断に重大な欠陥がある（例：時々，滅裂，ひどく不適切にふるまう，自殺の考えにとらわれている），または，ほとんどすべての面で機能することができない（例：1日中床についている，仕事も家庭も友達もない）。
11-20	自己または他者を傷つける危険がかなりあるか（例：はっきりと死の可能性を意識しない自殺企図，しばしば暴力的になる，躁病性興奮），または，時には最低限の身辺の清潔維持ができない（例：大便を塗りたくる），または，疎通性に重大な欠陥（例：大部分滅裂か無言症）
1-10	自己または他者をひどく傷つける危険が続いている（例：暴力の操り返し），または最低限の身辺の清潔維持が持続的に不可能，または，はっきりと死の可能性を意識した重大な自殺行為
0	情報不十分

Q & A

Q1　ほかの医療機関において出生した場合も，出生時の体重により診断群分類区分を決定するのですか。また，出生時の体重が不明である場合には，診断群分類区分をどのように決定すればよいですか。

A1　ほかの医療機関で出生した場合も，出生時の体重により診断群分類区分を決定します。また，出生時の体重が不明である場合には，最も重い体重が定められた診断群分類区分を適用し，DPCレセプトには「出生時体重不明」と記載します。

4 診療行為（「⑤手術」・「⑥手術・処置等1」・「⑦手術・処置等2」）

診療行為

$$05 \quad 0070 \quad x \quad x \quad \underset{⑤}{99} \quad \underset{⑥}{1} \quad \underset{⑦}{0} \quad 0 \quad x$$

「⑤手術」は，2桁の数字または'xx'で，「⑥手術・処置等1」・「⑦手術・処置等2」は，1桁の数字または'x'であらわされています。'xx'や'x'が使用されるのは，分岐のないものが該当します。

また，「⑤手術」の'01'，'02'等および「⑥手術・処置等1」・「⑦手術・処置等2」の'1'，'2'等は，「定義テーブル」により定義されており，「⑤手術」の'97'は「その他の手術あり（手術あり・なしでしか分岐していない場合は「手術あり」）」，'99'は「手術なし」をあらわしています。

なお，診療行為は，「定義テーブル」により医科点数表上の区分番号等で定義されています。

●複数の手術が並列されている手術

「ツリー図」や「定義テーブル」等の手術の項などにおいて，「＋」により複数の手術が並列されている手術（複数手術）は，同一入院期間中に並列された手術をすべて実施した場合に該当するものです。

― Q & A ―

Q1 診断群分類区分を決定するにあたり，医科点数表の第2章第10部手術に定める輸血のみを実施した場合は「手術あり」，「手術なし」のどちらを選択するのですか。

A1 「手術あり」を選択します。ただし，第13款の手術等管理料またはK920-2輸血管理料のみを算定した場合は，「手術なし」を選択します。

Q2 手術の「あり」，「なし」による分岐の決定において，第13款の手術等管理料またはK920-2輸血管理料のみを算定し，ほかの手術がない場合は「手術なし」となるのですか。

A2 そのとおりです。

Q3 入院日Ⅲを超えたあとに手術を行った場合でも，診断群分類区分は「手術あり」として選択するのですか。

A3 そのとおりです。

Q4　他院で手術を実施したのちに転院した患者について，転院後の病院において手術が実施されなかった場合は，「手術なし」の診断群分類区分に該当するのですか。

A4　そのとおりです。

Q5　同一手術野または同一病巣について，2以上の手術を同時に行った場合の費用の算定方法は，原則として，主たる手術の所定点数のみを算定することとなっていますが，算定しなかった手術が診断群分類区分の定義テーブルの項目に含まれている場合は，その手術にかかる分岐を選択することができますか。

A5　選択することができます。ただし，算定しなかった手術の区分番号，名称，実施日をDPCレセプトの❿「診療関連情報」欄に記載します。

Q6　医科点数表のK678体外衝撃波胆石破砕術のように一連の治療につき1回しか算定できない手術について，算定できない2回目以降の手術にかかる入院についても「手術あり」で算定できますか。

A6　「手術あり」で算定できます（2回目の入院で医科点数表のK678体外衝撃波胆石破砕術を再び行った場合，手術料は算定できませんが，診療行為として行われているため，「手術あり」として取り扱います）。ただし，その区分番号，名称，実施日をＤＰＣレセプトの❿「診療関連情報」欄に記載します。

Q7　医科点数表のＤ291-2小児食物アレルギー負荷検査を16歳以上の患者に行った場合は，食物アレルギー（080270）の「⑥手術・処置等1」は「あり」を選択するのですか。

A7　「なし」を選択します。

Q8　手術にともなう人工呼吸または中心静脈注射については，医科点数表では「手術当日に，手術（自己血貯血を除く）に関連して行う処置（ギプスを除く）の費用および注射の手技料は，術前，術後にかかわらず算定できない」と規定されていますが，診断群分類区分は「人工呼吸（または中心静脈注射）あり」か「人工呼吸（または中心静脈注射）なし」のどちらを選択するのですか。

A8　手術当日に手術に関連して行う人工呼吸または中心静脈注射については，術前・術後にかかわらず「人工呼吸（または中心静脈注射）なし」の診断群分類区分を選択します。

Q9　閉鎖循環式麻酔装置による人工呼吸を手術直後に引き続いて行う場合については，医科点数表では「閉鎖循環式全身麻酔の所定点数に含まれ別に算定できない」と規定されていますが，診断群分類区分は「人工呼吸あり」か「人工呼吸なし」のどちらを選択するのですか。

A9　閉鎖循環式麻酔装置による人工呼吸を手術直後に引き続いて行う場合につい

ては、「人工呼吸なし」の診断群分類区分を選択します。

Q10 医科点数表のG006植込型カテーテルによる中心静脈注射を実施した場合は、「⑦手術・処置等2」の分岐で「G005中心静脈注射」を選択できますか。

A10 選択できません。定義テーブルに記載されている項目のみで判断します。

Q11 診断群分類が胃の悪性腫瘍（060020）等であり、1入院中に化学療法と放射線療法とを両方行った場合、「⑦手術・処置等2」は「2（放射線療法）あり」を選択するのでしょうか。

A11 そのとおりです。「放射線治療あり」については特に明記されていない場合、化学療法を併用した患者も含まれるため注意してください。

Q12 「⑦手術・処置等2」に特定の薬剤名（成分名）での分岐がある場合、その薬剤の後発医薬品が保険適用された場合にも同じ分岐を選択することができますか。

A12 選択することができます。薬剤による診断群分類の分岐の指定については、原則として成分名で行っているので、先発品か後発品かは問いません。

Q13 肺の悪性腫瘍（040040）、小腸の悪性腫瘍、腹膜の悪性腫瘍（060030）および卵巣・子宮附属器の悪性腫瘍（120010）の「⑦手術・処置等2」において「カルボプラチン＋パクリタキセル」が定義されていますが、「カルボプラチン」と「パクリタキセル（アルブミン懸濁型）」を併用した場合には、どの分岐の区分を選択するのですか。

A13 「カルボプラチン＋パクリタキセルあり」を選択します。

Q14 診断群分類区分を決定するにあたり、手術中に行った化学療法のみをもって、「化学療法あり」を選択できますか。

A14 選択できません。「化学療法」には手術中の使用、外来・退院時、在宅医療での処方は含まれていません。

Q15 診断群分類区分を決定するにあたり、手術中に使用した薬剤のみをもって、「⑦手術・処置等2」の特定の薬剤名（成分名）での分岐を選択できますか。

A15 選択できません。特定の薬剤名での分岐には手術中の使用、外来・退院時、在宅医療での処方は含まれていません。

Q16 化学療法の「レジメン別分岐」は、分岐の対象となっている薬剤にくわえて、ほかの薬剤を併用しても選択できますか。

A16 選択できます。

Q17 化学療法の定義として「悪性腫瘍に対して抗腫瘍効果を有する薬剤を使用した場合」とありますが、高カルシウム血症の治療薬「ゾメタ」は骨転移に対して適応があります。このような薬剤の場合、ゾメタを使用すればすべて「化学

療法あり」を選択できますか。

A17 抗腫瘍効果を有する薬剤が，悪性腫瘍に対する抗腫瘍効果を目的に使用された場合にのみ「化学療法あり」を選択できます。問の例では，高カルシウム血症の治療を目的に投与されている場合については，その薬剤の使用をもって「化学療法あり」を選択することはできません。ただし，抗腫瘍効果の目的で使用した場合は，「化学療法あり」を選択できます。

Q18 放射線療法の定義として「医科点数表第2章第12部に掲げる放射線治療（血液照射を除く）をいう。」とありますが，「放射線治療」の部において評価される特定保険医療材料のみを使用した場合，診断群分類区分は「放射線療法あり」または「放射線療法なし」のどちらを選択するのですか。

A18 「放射線療法なし」の診断群分類区分を選択します。

Q19 医科点数表のK740直腸切除・切断術およびK740-2腹腔鏡下直腸切除・切断術を実施し人工肛門造設術を併せて実施した場合に算定する「人工肛門造設加算」について，その加算を算定する術式および人工肛門造設術を実施した場合，診断群分類における「⑥手術・処置等1」のK726人工肛門造設術またはK726-2腹腔鏡下人工肛門造設術を実施したとして，「⑥手術・処置等1」は「あり」を選択してよいですか。

A19 よいです。なお，ＤＰＣレセプトの⑩「診療関連情報」欄に，K726人工肛門造設術またはK726-2腹腔鏡下人工肛門造設術を記載します。

5 「⑧定義副傷病」

05　0070　x　x　99　1　0　<u>0</u>　x
　　　　　　　　　　　　　⑧

「⑧定義副傷病」は，1桁の数字または'x'であらわされており，'0'は定義副傷病「なし」を，'1'は定義副傷病「あり」を，'x'は定義副傷病の条件設定がないことを意味しています。定義副傷病は，「手術あり」・「手術なし」の別にちがうものが定義されている場合があり，「定義テーブル」の定義副傷病欄のフラグにおいて，「1：手術あり・なし共通の定義副傷病」，「2：手術なしの場合の定義副傷病」，「3：手術ありの場合の定義副傷病」が設定されています。

なお，定義副傷病名は「定義テーブル」により6桁の「疾患コード」で定義されてい

ます。

　定義副傷病は，入院当初に患者が既に有する傷病（入院時併存症）と入院後に発症した傷病（入院後発症傷病）の両方を含みますが，疑い病名は除きます。

── Q & A ──

Q1　定義副傷病の有無については，いわゆる疑い病名により「定義副傷病あり」と判断してもよいですか。

A1　確認される傷病が疑い病名のもののみである場合には，「定義副傷病なし」と判断します。

Q2　定義告示内の定義副傷病名欄に診断群分類区分の上6桁の分類が記載されていますが，その疾患の傷病名欄に記載されたＩＣＤ–10コードに該当する場合に「定義副傷病あり」になるのでしょうか。

A2　そのとおりです。

Q3　定義副傷病は治療の有無によって「あり」，「なし」を判断するのですか。

A3　医療資源の投入量に影響をあたえているのであれば，治療の有無にかかわらず「定義副傷病あり」と判断しますが，最終的には医学的な判断にもとづくこととします。

6 「⑨重症度等」

05　0070　x　x　99　1　0　0　x
　　　　　　　　　　　　　　　⑨

　「⑨重症度等」は，1桁の数字または'x'であらわされていますが，'x'は重症度等の条件設定がないことを意味しています。重症度等の条件設定には，「片眼」・「両眼」「15歳未満」・「15歳以上」，「一側」・「両側」，「初回」・「再手術」，「他の病院・診療所の病棟からの転院以外」・「他の病院・診療所の病棟からの転院」，「軽症」・「重症」，「発症時期」，「無症候性」，「A-DROPスコア」，「Child-Pugh分類」等があります。

　「010060脳梗塞」における重症度等の発症時期については，診断群分類区分の適用開始時を起点として選択しますが，診断群分類区分の適用開始後に発症した場合は，発症後3日目以内を選択します。

　「040080肺炎等」で設定されている「A-DROPスコア」とは，次の表の５項目のうち入院時（入院中に発生した場合は発症時）の状態に該当する項目の合計数をいいます。

〈A-DROPスコア〉

男性70歳以上，女性75歳以上	意識障害あり
BUN 21mg/dL以上または脱水あり	血圧（収縮期）90mmHg以下
SpO$_2$ 90%以下（PaO$_2$ 60Torr以下）	

　「050030急性心筋梗塞（続発性合併症を含む。），再発性心筋梗塞」，「050050狭心症，慢性虚血性心疾患」，「050130心不全」および「160800股関節・大腿近位の骨折」で設定されている「他の病院・診療所の病棟からの転院」とは，入院経路が「他の病院・診療所の病棟からの転院」の場合をいいます。なお，特別な関係にある医療機関からの転院を含みます。

　「060300肝硬変（胆汁性肝硬変を含む。）」で設定されている「Child-Pugh分類」とは，１入院期間において医学的に最も重症度が高いと考えられる時点での状態にもとづき，下表に掲げる５項目の合計点により判断します。各項目について，判定できない「不明」の場合は，「１点」として計算します。

<Child-Pugh分類>

項目	評点		
	1点	2点	3点
T-Bil　（mg/dL）	<2.0	2.0〜3.0	3.0<
Alb　（g/dL）	3.5<	2.8〜3.5	<2.8
腹水	なし	少量	中等量
脳症	なし	軽症	ときどき昏睡
PT　（%）	70<	40〜70	<40

Q & A

Q1　網膜剥離（020160）は，「片眼」か「両眼」によって診断群分類区分がわかれていますが，どちらに該当するかについては，１手術で判断するのでしょうか。それとも，１入院で判断するのでしょうか。

A1　１入院で判断します。

Q2　白内障，水晶体の疾患（020110）について，１入院中において片眼に白内障の手術を行い，もう一方の片眼に緑内障の手術を行った場合は，重症度等は「両眼」を選択するのでしょうか。

A2　「片眼」を選択します。

Q3　網膜剥離（020160）について，１入院中に片眼に医科点数表のＫ275網膜

復位術を実施し，もう一方の片眼にＫ276網膜光凝固術の「１」通常のもの（一連につき）を実施した場合は，「両眼」を選択するのでしょうか。

A3　「両眼」を選択します。診断群分類区分の上６桁が同一の疾患について，定義テーブルの「⑤手術」または「⑥手術・処置等１」に掲げられた複数の手術（フラグ'97'「その他のＫコード」を除きます）を左眼，右眼それぞれに実施した場合は「両眼」を選択します。

ＤＰＣの概要

診断群分類区分の決定

診断群分類番号の構成

診療報酬額の算定方法

請求とレセプトの記載

参考・付録

診療報酬額の算定方法

　包括評価の対象となる診断群分類区分に該当する患者の診療報酬は，包括評価部分，出来高部分，食事療養部分からなり，包括評価部分は「診断群分類点数表」により，出来高部分は従来の「出来高の点数表」により，食事療養部分は「食事療養および生活療養の費用額算定表」により算定し，それぞれを合算します。

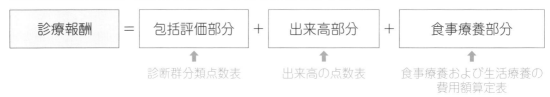

「包括評価部分」については，次のように算定します。

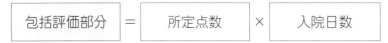

　なお，「所定点数」とは，1日あたりの療養に要する費用の額のことで，次のようにあらわされます。

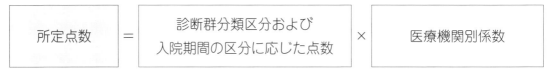

　また，特定入院料の加算がある場合などは，必要に応じて所定点数に加算しますが，退院が特定の時間帯に集中している場合，入院日・退院日が特定の日に集中している場合，夜間看護体制特定日減算に該当する場合は，所定点数から決められた点数が減算されます。

　包括評価部分は入院期間の区分ごとに入院日数に応じてそれぞれを算出し，最終的に暦月1か月ごとに算定しますが，その合計点数に端数が生じた場合には，小数点以下第1位を四捨五入して計算します。また，1点の単価は出来高の点数表と同じ10円として計算します。

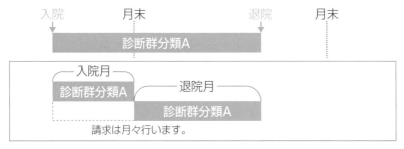

　なお，包括評価部分と出来高部分について，保険者または後期高齢者医療広域連合ご

とに請求すべき額に１円未満の端数がある場合は，その端数は切り捨てます。

1 「所定点数」に包括されるもの

「所定点数」に包括されるものは，入院基本料などいわゆるホスピタルフィー的要素で，これ以外の包括されない費用，すなわち手術料などドクターフィー的要素については，出来高の点数表により算定します。ただし，ホスピタルフィー的要素であっても，特定の患者または病棟ごとに評価される項目や病院の立地する地域による調整のための項目も出来高の点数表により算定します。

ホスピタルフィー的要素
医療機関の運営コストで「物」（固定費用部分）を反映。
ドクターフィー的要素
医師の技術料で「技術」（技術費用部分）を反映。

具体的な包括項目は，下表のように医科診療報酬点数表の区分にしたがって定められています。

〈所定点数に包括されるもの・所定点数に包括されないもの〉

項　　目		包括対象	包括対象外
初診料			（第１章第１部第１節　初診料）
再診料			（外来の項目なので関係なし）
入院料等	入院基本料	右記以外の第１章第２部第１節　入院基本料	重症児（者）受入連携加算（A100の注４） 救急・在宅等支援病床初期加算（A100の注５） 看護必要度加算（A104の注５・A105の注３） 入院栄養管理体制加算（A104の注10） 一般病棟看護必要度評価加算（A105の注４） ＊A106 障害者施設等入院基本料算定患者はＤＰＣ対象外
	入院基本料等加算	右記以外の第１章第２部第２節　入院基本料等加算	看護補助体制充実加算（A207-3の注４・A214の注４） A200-2 急性期充実体制加算 A204-2 臨床研修病院入院診療加算 A205 救急医療管理加算 A205-2 超急性期脳卒中加算 A205-3 妊産婦緊急搬送入院加算 A206 在宅患者緊急入院診療加算 A208 乳幼児加算・幼児加算 A209 特定感染症入院医療管理加算 A210 難病等特別入院診療加算

項　　目		包括対象	包括対象外
入院料等	入院基本料等加算		A211 特殊疾患入院施設管理加算
			A212 超重症児（者）入院診療加算・準超重症児（者）入院診療加算
			A213 看護配置加算
			A219 療養環境加算
			A220 ＨＩＶ感染者療養環境特別加算
			A220-2 特定感染症患者療養環境特別加算
			A221 重症者等療養環境特別加算
			A221-2 小児療養環境特別加算
			A222 療養病棟療養環境加算
			A222-2 療養病棟療養環境改善加算
			A223 診療所療養病床療養環境加算
			A223-2 診療所療養病床療養環境改善加算
			A224 無菌治療室管理加算
			A225 放射線治療病室管理加算
			A226 重症皮膚潰瘍管理加算
			A226-2 緩和ケア診療加算
			A226-3 有床診療所緩和ケア診療加算
			A226-4 小児緩和ケア診療加算
			A227 精神科措置入院診療加算
			A228 精神科応急入院施設管理加算
			A229 精神科隔離室管理加算
			A230 精神病棟入院時医学管理加算
			A230-2 精神科地域移行実施加算
			A230-3 精神科身体合併症管理加算
			A230-4 精神科リエゾンチーム加算
			A231-2 強度行動障害入院医療管理加算
			A231-3 依存症入院医療管理加算
			A231-4 摂食障害入院医療管理加算
			A232 がん拠点病院加算
			A233 リハビリテーション・栄養・口腔連携体制加算
			A233-2 栄養サポートチーム加算
			A234-3 患者サポート体制充実加算
			A234-4 重症患者初期支援充実加算
			A234-5 報告書管理体制加算
			A236 褥瘡ハイリスク患者ケア加算
			A236-2 ハイリスク妊娠管理加算
			A237 ハイリスク分娩等管理加算
			A238-6 精神科救急搬送患者地域連携紹介加算
			A238-7 精神科救急搬送患者地域連

項　　　目		包括対象	包括対象外
入院料等	入院基本料等加算		携受入加算 A242 呼吸ケアチーム加算 A242-2 術後疼痛管理チーム加算 A243-2 バイオ後続品使用体制加算 A244の「2」病棟薬剤業務実施加算2 A246 入退院支援加算 A246-2 精神科入退院支援加算 A246-3 医療的ケア児(者)入院前支援加算 A247 認知症ケア加算 A247-2 せん妄ハイリスク患者ケア加算 A248 精神疾患診療体制加算 A249 精神科急性期医師配置加算 A250 薬剤総合評価調整加算 A251 排尿自立支援加算 A253 協力対象施設入所者入院加算
	特定入院料	● 　所定点数に加算（81頁参照） A300 救命救急入院料 A301 特定集中治療室管理料 A301-2 ハイケアユニット入院医療管理料 A301-3 脳卒中ケアユニット入院医療管理料 A301-4 小児特定集中治療室管理料 A302 新生児特定集中治療室管理料 A302-2 新生児特定集中治療室重症児対応体制強化管理料 A303 総合周産期特定集中治療室管理料 A303-2 新生児治療回復室入院医療管理料 A305 一類感染症患者入院医療管理料 A307 小児入院医療管理料	左記以外の第1章第2部第3節　特定入院料算定患者はDPC対象外
	短期滞在手術等基本料		＊第1章第2部第4節　短期滞在手術等基本料（短期滞在手術等基本料1に限る）算定患者はDPC対象外
医学管理等		右記以外の第2章第1部　医学管理等	B000 特定疾患療養管理料 B001 特定疾患治療管理料 B001-2 小児科外来診療料 B001-2-2 地域連携小児夜間・休日診療料 B001-2-3 乳幼児育児栄養指導料

項　　目	包括対象	包括対象外
医学管理等		B001-2-4 地域連携夜間・休日診療料 B001-2-5 院内トリアージ実施料 B001-2-6 夜間休日救急搬送医学管理料 B001-2-7 外来リハビリテーション診療料 B001-2-8 外来放射線照射診療料 B001-2-9 地域包括診療料 B001-2-10 認知症地域包括診療料 B001-2-11 小児かかりつけ診療料 B001-2-12 外来腫瘍化学療法診療料 B001-3 生活習慣病管理料 B001-3-2 ニコチン依存症管理料 B001-3-3 生活習慣病管理料（Ⅱ） B001-6 肺血栓塞栓症予防管理料 B001-7 リンパ浮腫指導管理料 B001-8 臍ヘルニア圧迫指導管理料 B001-9 療養・就労両立支援指導料 B002 開放型病院共同指導料（Ⅰ） B003 開放型病院共同指導料（Ⅱ） B004 退院時共同指導料1 B005 退院時共同指導料2 B005-1-2 介護支援等連携指導料 B005-1-3 介護保険リハビリテーション移行支援料 B005-4 ハイリスク妊産婦共同管理料（Ⅰ） B005-5 ハイリスク妊産婦共同管理料（Ⅱ） B005-6 がん治療連携計画策定料 B005-6-2 がん治療連携指導料 B005-6-3 がん治療連携管理料 B005-6-4 外来がん患者在宅連携指導料 B005-7 認知症専門診断管理料 B005-7-2 認知症療養指導料 B005-7-3 認知症サポート指導料 B005-8 肝炎インターフェロン治療計画料 B005-9 外来排尿自立指導料 B005-10 ハイリスク妊産婦連携指導料1 B005-10-2 ハイリスク妊産婦連携指導料2 B005-11 遠隔連携診療料

項　　目	包括対象	包括対象外
医学管理等		B005-12 こころの連携指導料（Ⅰ） B005-13 こころの連携指導料（Ⅱ） B005-14 プログラム医療機器等指導管理料 B006 救急救命管理料 B006-3 退院時リハビリテーション指導料 B007 退院前訪問指導料 B007-2 退院後訪問指導料 B008 薬剤管理指導料 B008-2 薬剤総合評価調整管理料 B009 診療情報提供料（Ⅰ） B009-2 電子的診療情報評価料 B010 診療情報提供料（Ⅱ） B010-2 診療情報連携共有料 B011 連携強化診療情報提供料 B011-3 薬剤情報提供料 B011-4 医療機器安全管理料 B011-5 がんゲノムプロファイリング評価提供料 B011-6 栄養情報連携料 B012 傷病手当金意見書交付料 B013 療養費同意書交付料 B014 退院時薬剤情報管理指導料 B015 精神科退院時共同指導料
在宅医療		第2章第2部　在宅医療
検査	右記以外の第2章第3部　検査	D206 心臓カテーテル法による諸検査 内視鏡検査（D295〜D325） 診断穿刺・検体採取料（D401〜D419-2）
画像診断	右記以外の第2章第4部　画像診断	画像診断管理加算1（通則第4号・通則第6号） 画像診断管理加算2・画像診断管理加算3・画像診断管理加算4（通則第5号・通則第7号） E003 造影剤注入手技（「3」動脈造影カテーテル法の「イ」主要血管の分枝血管を選択的に造影撮影した場合（「注1」血流予備能測定検査加算および「注2」頸動脈閉塞試験加算を含む）に限る）
投薬	第2章第5部　投薬	（退院後に使用する薬剤の費用）
注射	右記以外の第2章第6部　注射	G020 無菌製剤処理料
リハビリテーション	第2章第7部第2節　薬剤料	左記以外の第2章第7部　リハビリテーション
精神科専門療法	第2章第8部第2節　薬剤料	左記以外の第2章第8部　精神科専門療法
処置	右記以外の第2章第9部　処置	J001 熱傷処置（「5」6,000平方

項　　目	包括対象	包括対象外
処置		センチメートル以上に限る）
		J003 局所陰圧閉鎖処置（入院）
		J003-3 局所陰圧閉鎖処置（腹部開放創）
		J003-4 多血小板血漿処置
		J007-2 硬膜外自家血注入
		J010-2 経皮的肝膿瘍等穿刺術
		J017 エタノールの局所注入
		J017-2 リンパ管腫局所注入
		J027 高気圧酸素治療
		J034-3 内視鏡的結腸軸捻転解除術
		J038 人工腎臓 ※ 「1」慢性維持透析を行った場合1から「3」慢性維持透析を行った場合3までに使用したダイアライザーおよびヘモダイアフィルターも包括対象外
		J038-2 持続緩徐式血液濾過
		J039 血漿交換療法
		J040 局所灌流
		J041 吸着式血液浄化法
		J041-2 血球成分除去療法
		J042 腹膜灌流 ※ 「1」連続携行式腹膜灌流に使用した腹膜灌流液および腹膜透析用接続チューブ，腹膜透析用カテーテル，腹膜透析液交換セットも包括対象外
		J043-6 人工膵臓療法
		J043-7 経会陰的放射線治療用材料局所注入
		J045-2 一酸化窒素吸入療法
		J047 カウンターショック
		J047-2 心腔内除細動
		J049 食道圧迫止血チューブ挿入法
		J052-2 熱傷温浴療法
		J054-2 皮膚レーザー照射療法
		J062 腎盂内注入
		J116-5 酵素注射療法
		J118-4 歩行運動処置（ロボットスーツによるもの）
		● J122～J129-2については，既装着のギプス包帯をギプスシャーレとして切割使用した場合を除く。 J122 四肢ギプス包帯（「4」内反足矯正ギプス包帯から「6」体幹から

項　　目	包括対象	包括対象外
処置		四肢にわたるギプス包帯までに限る） J123 体幹ギプス包帯 J124 鎖骨ギプス包帯 J125 ギプスベッド J126 斜頸矯正ギプス包帯 J127 先天性股関節脱臼ギプス包帯 J128 脊椎側弯矯正ギプス包帯 J129 義肢採型法（「2」股関節，肩関節離断の場合に限る） J129-2 練習用仮義足又は仮義手採型法（「2」股関節，肩関節離断の場合に限る）
手術		第2章第10部　手術
麻酔		第2章第11部　麻酔
放射線治療		第2章第12部　放射線治療
病理診断	第2章第13部第1節　病理標本作製料（N003 術中迅速病理組織標本作製を除く）	N003 術中迅速病理組織標本作製 第2章第13部第2節　病理診断・判断料
その他		HIV感染症の患者に使用する抗HIV薬
		血友病等の患者に使用する遺伝子組換え活性型血液凝固第Ⅶ因子製剤，遺伝子組換え型血液凝固第Ⅷ因子製剤，血液凝固第Ⅷ因子機能代替製剤，遺伝子組換え型血液凝固第Ⅸ因子製剤，乾燥人血液凝固第Ⅷ因子製剤，乾燥人血液凝固第Ⅸ因子製剤（活性化プロトロンビン複合体および乾燥人血液凝固因子抗体迂回活性複合体を含む），乾燥濃縮人血液凝固第Ⅹ因子加活性化第Ⅶ因子製剤，遺伝子組換えヒトvon Willebrand因子製剤，抗TFPIモノクローナル抗体

Q & A

Q1　医科点数表の第2章第2部在宅医療に定める「薬剤料」は包括評価の範囲に含まれますか。

A1　「在宅医療」は包括評価の範囲に含まれていないため，「在宅医療」に定める「薬剤料」は別に医科点数表により算定できます。

Q2　医科点数表のD206心臓カテーテル法による諸検査，内視鏡検査等の検査にともなう薬剤料，特定保険医療材料料は，包括評価の範囲に含まれますか。また，新生児加算等の加算を算定できますか。

A2　包括評価の範囲に含まれます。また，新生児加算等の加算は算定できます。

Q3　医科点数表のＤ206心臓カテーテル法による諸検査の「注９」のフィルムの費用は，医科点数表により算定できますか。

A3　算定できません。

Q4　核医学検査（核医学診断）にともない使用する放射性医薬品についても包括評価の範囲に含まれますか。

A4　包括評価の範囲に含まれます。

Q5　医科点数表の第２章第３部検査の（内視鏡検査）の「通則第１号」に定める超音波内視鏡検査を実施した場合の加算点数は，別に医科点数表にもとづき算定できますか。

A5　算定できます。

Q6　医科点数表の第２章第３部検査の（内視鏡検査）の「通則第３号」に定める当該保険医療機関以外の医療機関で撮影した内視鏡写真について診断を行った場合に算定する点数は，別に医科点数表にもとづき算定できますか。

A6　算定できます。

Q7　医科点数表の第２章第９部処置の「通則第５号」に規定された休日加算，時間外加算，深夜加算は，その処置の開始時間が入院手続き後であっても算定できますが，包括評価の範囲に含まれない処置料について，これらの加算を医科点数表により算定できますか。

A7　算定できます。

Q8　医科点数表により算定するギプスの項目について，100分の20等の例により，ギプスシャーレ，ギプスシーネ，ギプス除去料，ギプス修理料等を算定した場合も医科点数表により算定できますか。

A8　ギプスの項目の基本点数が1,000点以上であっても，ギプスシャーレ，ギプスシーネ，ギプス除去料，ギプス修理料等を100分の20等の例により算定した結果，1,000点未満であれば包括範囲に含まれ，算定できません。

Q9　診断群分類区分が手術の有無により区別されていない傷病については，手術料は別に医科点数表により算定できないのですか。

A9　診断群分類区分の内容にかかわらず，手術料は別に医科点数表により算定できます。

Q10　包括評価の対象患者について，手術中に行った超音波検査や造影検査は，医科点数表により算定できますか。

A10　算定できません。

Q11　輸血料は包括評価の範囲に含まれますか。また，輸血にともなって使用する薬剤および輸血用血液フィルターは別に医科点数表により算定できますか。

A11 輸血料は包括評価の範囲に含まれません。また，輸血の薬剤および特定保険医療材料のうち，「手術」の部において評価されるものは，別に医科点数表により算定できます。

Q12 医科点数表のＬ100およびＬ101の神経ブロックは，別に医科点数表により算定できますか。また，神経ブロックにともない使用する薬剤も医科点数表により算定できますか。

A12 算定できます。

Q13 包括評価の範囲に含まれない検査または処置などにおいて，医科点数表の「注」により定められている加算点数については，別に医科点数表にもとづき算定することができますか。

A13 フィルム代，薬剤料などにかかる加算を除き，算定できます。

Q14 出来高で算定できる抗ＨＩＶ薬には，「後天性免疫不全症候群（エイズ）患者におけるサイトメガロウイルス網膜炎」に対する治療薬も含まれますか。

A14 含まれません。

Q15 包括評価の対象患者について特定入院料にかかる加算を算定している期間においては，その期間中に実施した心臓カテーテル法による諸検査，内視鏡検査，診断穿刺・検体採取料または包括評価の範囲に含まれていない入院基本料等加算を算定することができますか。

A15 心臓カテーテル法による諸検査，内視鏡検査，診断穿刺・検体採取料については，診断群分類点数表による包括評価の範囲に含まれていないため算定することができます。また，包括評価の範囲に含まれていない入院基本料等加算については，特定入院料にかかる加算の種類により算定できる範囲が異なるので注意が必要です。

Q16 手術にともない，術前・術後に用いた薬剤（例：腹部外科手術の前処理として用いた経口腸管洗浄剤，術後の疼痛緩和に用いた非ステロイド性鎮痛薬等）は，手術にかかる費用として別途算定することが可能ですか。

A16 手術にかかる費用として別途算定可能な薬剤は，その手術の術中に用いたものに限られ，それ以外の薬剤については別途算定できません。

Q17 手術にかかる費用として別途算定可能な薬剤は，その手術の術中に用いたものに限ることとされていますが，「注射用レザフィリン100mg」，「アラベル内用剤1.5g」および「アラグリオ顆粒剤分包1.5g」についても同様の取扱いとなりますか。

A17 いずれも術前に使用する薬剤であり，別途算定できません。なお，いずれの薬剤も包括評価部分において評価されています。

2 入院期間に応じた点数の設定（入院期間により点数が変わる）

　包括評価部分は，在院日数に応じた医療資源の投入量を適切に評価するという観点から，在院日数に応じた3段階の点数が，診断群分類区分ごとに設定されています。また，在院日数に応じた3段階の包括点数は，実際の医療資源の投入量にあったものとするため，入院初期の医療資源の投入量等にもとづいて決められています。

---

① 平均在院日数は，診断群分類区分ごとのもの。
② 「25パーセンタイル値」とは，診断群分類区分ごとの入院日数の短い患者上位25％までが含まれるという意味。

設定方法A 通常の場合

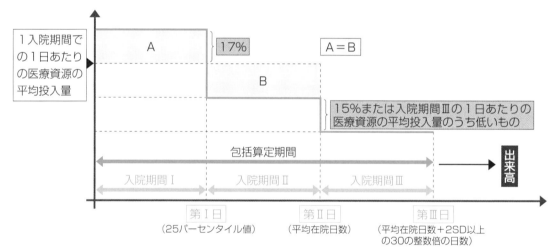

　○　診断群分類の入院日数の25パーセンタイル値まで（入院期間Ⅰ）は，1入院期間の平均点数に17％加算し，平均在院日数を超えた日から前日の点数の85％または入院期間Ⅲの平均点数のうち低いもので算定。

設定方法B 入院初期の医療資源の投入量が大きい場合

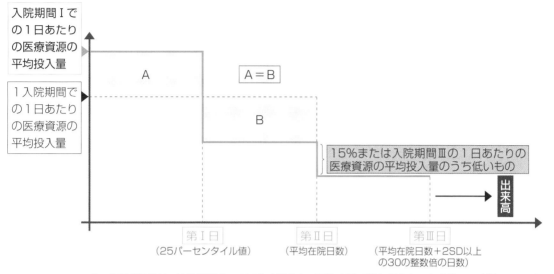

○ 入院期間Iは，入院期間Iでの平均点数とし，平均在院日数を超えた日から前日の点数の85%または入院期間IIIの平均点数のうち低いもので算定。

設定方法C 入院初期の医療資源の投入量が小さい場合

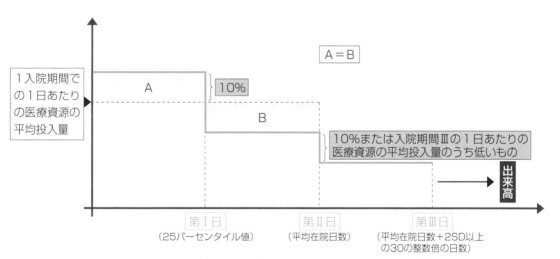

○ 入院期間Iは，1入院期間の平均点数に10%加算し，平均在院日数を超えた日から前日の点数の90%または入院期間IIIの平均点数のうち低いもので算定。

設定方法D 高額薬剤や短期滞在手術等にかかる診断群分類

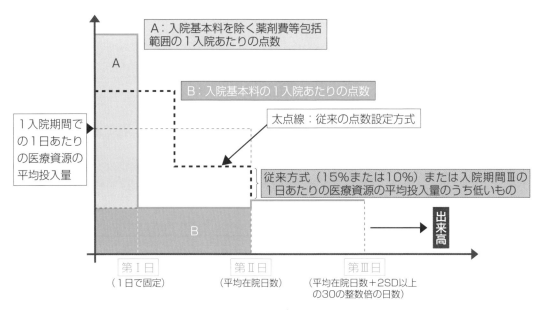

○　入院基本料を除く薬剤費等包括範囲の点数を入院期間Ⅰ（1日で固定）で算定し，平均在院日数までは入院基本料の1入院あたりの点数を算定。平均在院日数を超えた日からほかの設定方法と同等の点数を算定。

設定方法E 標準化が進んでいると考えられる診断群分類

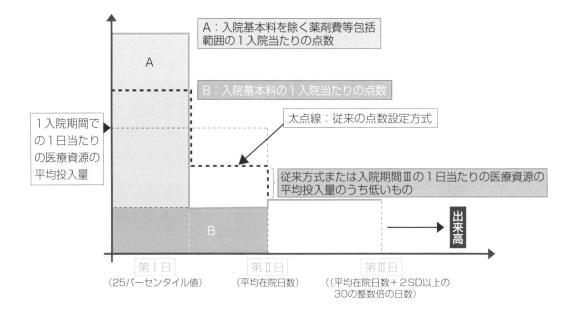

● 「入院日Ⅲ」を超えた場合

「入院日Ⅲ」は，平均在院日数の2SD以上の30の整数倍の日数に設定されており，この「入院日Ⅲ」を超えた入院期間における診療報酬額については，出来高の点数表により算定します。ただし，悪性腫瘍患者等（化学療法等を実施された患者に限る）に対して，診断群分類点数表に掲げる「入院日Ⅲ」までに化学療法等が実施されない場合は，「入院日Ⅲ」を超えた日以降もその患者に投与する抗悪性腫瘍剤等の薬剤料ならびにその薬剤にかかる医科点数表の第2章第5部投薬および第2章第6部注射の費用（G020無菌製剤処理料の費用を除く）を算定することができません。ただし，その抗悪性腫瘍剤等以外の薬剤にかかる医科点数表の第2章第5部投薬および第2章第6部注射の費用は算定できます。

なお，「化学療法等を実施された」診断群分類区分とは，

① 悪性腫瘍患者に対する化学療法にかかる診断群分類区分

② ①以外であって，特定の薬剤名（成分名）を含む診断群分類区分

のいずれかに該当するものとなります。

この場合，「入院日Ⅲ」を超えた日以降に算定できない「抗悪性腫瘍剤等の薬剤料」とは，①の場合は悪性腫瘍に対する抗腫瘍用薬，ホルモン療法，免疫療法等の抗腫瘍効果を有する薬剤にかかる薬剤料，②の場合は明示された薬剤（明示された薬剤以外の薬剤と併用することが添付文書等により医学的に明らかな場合にあっては，その併用薬剤を含む）にかかる薬剤料となります。これらの薬剤料以外の薬剤料については，別に算定できます。

また，「入院日Ⅲ」を超えた日以降に手術を実施した場合は，ツリー図等において「手術あり」の分岐を選択します。

SD
Standard Deviation（標準偏差）の略称で，データのバラツキを示す指標。あるデータ全体の平均値を中心として個々のデータがそこからどれだけ離れているかを示す。2SDはSDの2倍の意味。

DPCの概要　診断群分類区分の決定　診断群分類番号の構成　診療報酬額の算定方法　請求とレセプトの記載　参考・付録

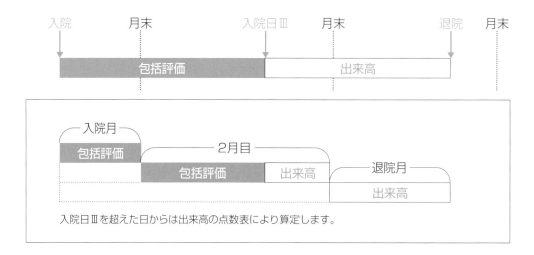

入院日Ⅲを超えた日からは出来高の点数表により算定します。

診断群分類点数表による入院期間と点数の表記

【診断群分類点数表の表記】

入院日（日）			点数（点）		
Ⅰ	Ⅱ	Ⅲ	入院期間Ⅰ	入院期間Ⅱ	入院期間Ⅲ
6	19	60	3,461	2,370	2,014

　この場合，「入院1日以上6日以内は3,461点，7日以上19日以内は2,370点，20日以上60日以内は2,014点，61日以上は出来高」と読む。これを，社会保険研究所発行の「診断群分類点数表のてびき」では，次のように表記している。

【「診断群分類点数表のてびき」の点数表記】

番号	以内	点	以内	点	以内	点
1	6日	3,461	19日	2,370	60日	2,014

入院期間Ⅰ　　　　　入院期間Ⅱ　　　　　入院期間Ⅲ

入院期間Ⅰ：入院初日～入院日Ⅰ日以内の期間の点数
入院期間Ⅱ：入院日Ⅰ日の翌日～入院日Ⅱ日以内の期間の点数
入院期間Ⅲ：入院日Ⅱ日の翌日～入院日Ⅲ日以内の期間の点数。入院日Ⅲ日の翌日から出来
　　　　　　高の点数表による算定となる。

Q & A

Q1　入院日Ⅲを超えた日以降に，医科点数表により算定する入院基本料は，どの入院料を算定すればよいですか。

A1　医療機関が当該病棟について届出を行っている入院基本料を算定します。

Q2　入院日Ⅲを超えて包括評価の算定対象病棟に入院している患者が再び診断群分類区分に該当すると判断された場合は，再度包括評価の対象となるのですか。

A2　診療報酬の請求方法は，患者の退院時に決定された請求方法により１入院において統一するため，再度包括評価の対象となります。

Q3　診療報酬の請求方法は，患者の退院時に決定された請求方法により１入院において統一することとされていますが，退院時に決定された診断群分類区分において，入院日Ⅲを超えて医科点数表による算定を行っている場合はどのように請求するのですか。

A3　入院日Ⅲを超えて医科点数表により算定する場合は，診断群分類点数表による算定の一部であり，統一された請求方法とみなされます。

Q4　悪性腫瘍患者に対して入院日Ⅲを超えて化学療法が実施された場合，化学療法と同日に使用された抗悪性腫瘍剤以外の薬剤にかかる薬剤料（制吐剤等）は算定することができますか。

A4　算定することができます。ただし，特定の薬剤名で分岐されている診断群分類区分に該当する場合には，その薬剤と同時に併用される薬剤（併用療法を行うことが添付文書等により医学的に明らかなものに限る）にかかる薬剤料については算定することができません。また，生理食塩水等溶剤として使用される薬剤にかかる薬剤料についても算定することができません。

Q5　入院日Ⅲを超えるまでの間に化学療法が実施された悪性腫瘍患者について，入院日Ⅲを超えて投与された抗悪性腫瘍剤にかかる薬剤料は算定することができないのですか。

A5　算定することができます。

Q6　悪性腫瘍患者に対して入院日Ⅲを超えて化学療法が実施された場合であって，手術・処置等２の分岐が「２　放射線療法」「３　化学療法ありかつ放射線療法なし」となっているDPCコードについて，化学療法と放射線療法を実施したため，分岐２を選択した場合は，抗悪性腫瘍剤にかかる薬剤料は算定することができますか。

A6　算定することができます。

Q7　悪性腫瘍患者等以外の患者について，たとえば「D206心臓カテーテル法による諸検査　あり」を手術・処置等１の分岐で選択している場合であって，その検査を入院日Ⅲを超えて実施した場合は，医科点数表のD206心臓カテーテル法による諸検査にかかる特定保険医療材料等の費用は算定することができますか。

A7　算定することができます。

Q8　医科点数表の第１章第２部入院料等の「通則第８号」の栄養管理体制にかかる減算または「通則第９号」の身体的拘束最小化にかかる減算に該当する場合，医科点数表により１日につき40点を減じて算定するのですか。

A8　そのとおりです。

3 医療機関別係数（医療機関によって点数が変わる）

　包括評価部分の診療報酬額は，同じ患者で同じ診断群分類区分に該当し入院期間が同じであったとしても，医療機関によって変わります。これは，「医療機関別係数」を乗じて診療報酬額を算定するためで，「医療機関別係数」は次のような構成となっています。

　なお，医療機関別係数に小数点以下第5位がある場合には，小数点以下第5位を四捨五入します。

$$\boxed{医療機関別係数} = \boxed{基礎係数} + \boxed{機能評価係数Ⅰ} + \boxed{機能評価係数Ⅱ} + \boxed{救急補正係数} + \boxed{激変緩和係数}$$

●基礎係数

　基礎係数は，直近の包括範囲出来高実績点数の平均に相当するもので，役割や機能に着目した医療機関の群別に設定されている係数です。「大学病院本院群」，「DPC特定病院群」，「DPC標準病院群」の3つの医療機関群が設定されており，「医療機関群別基礎係数，医療機関別機能評価係数Ⅱ，救急補正係数・激変緩和係数」の一覧表（134頁参照）では，それぞれ「別表第一」，「別表第二」，「別表第三」に分類されています。令和6年度改定において，「DPC標準病院群」の評価区分にデータ数にかかる基準が設定されました。

●機能評価係数Ⅰ

　機能評価係数Ⅰとは，おもに医療機関の人員配置や医療機関全体の体制を評価した係数で，各月における施設基準の届出内容等に応じて計算します。具体的には，地方厚生（支）局長に届出を行い，各月の末日までに受理された場合は，翌月の1日から合算することができます。なお，機能評価係数Ⅰについては，医科点数表により届出が行われていれば，別に届出を必要としません。ただし，機能評価係数Ⅰの算定は，DPC対象病院のDPC算定対象となる病棟等における医科点数表の届出にもとづく診療料について算定することとし，DPC算定対象となる病棟等以外の病棟等における医科点数表の届出にもとづく診療料については算定できません。

〈機能評価係数Ⅰ〉

　次の表に掲げる医科点数表に規定する診療料を算定できる病院では，以下の病院の区分にしたがい，該当する係数を機能評価係数Ⅰとします。なお，2つ以上の診療料を算定できる病院では，それぞれの該当する係数を合算した数が機能評価係数Ⅰとなります。

特定機能……医科点数表のA104特定機能病院入院基本料の届出を行った病院

専　　門……医科点数表のA105専門病院入院基本料の届出を行った病院

そ の 他……「特定機能」，「専門」以外の病院

診 療 料	特定機能	専　門	そ の 他
A100 一般病棟入院基本料（「1」急性期一般入院基本料の「イ」急性期一般入院料1）	−	−	0.1034
A100 一般病棟入院基本料（「注2ただし書」に規定する急性期一般入院料1月平均夜勤時間超過減算を算定する病院）	−	−	0.0113
A100 一般病棟入院基本料（「注7」急性期一般入院料1夜勤時間特別入院基本料）	−	−	−0.0808
A100 一般病棟入院基本料（「1」急性期一般入院基本料の「ロ」急性期一般入院料2）	−	−	0.0874
A100 一般病棟入院基本料（「注2ただし書」に規定する急性期一般入院料2月平均夜勤時間超過減算を算定する病院）	−	−	−0.0025
A100 一般病棟入院基本料（「注7」急性期一般入院料2夜勤時間特別入院基本料）	−	−	−0.0921
A100 一般病棟入院基本料（「1」急性期一般入院基本料の「ハ」急性期一般入院料3）	−	−	0.0601
A100 一般病棟入院基本料（「注2ただし書」に規定する急性期一般入院料3月平均夜勤時間超過減算を算定する病院）	−	−	−0.0255
A100 一般病棟入院基本料（「注7」急性期一般入院料3夜勤時間特別入院基本料）	−	−	−0.1114
A100 一般病棟入院基本料（「1」急性期一般入院基本料の「ニ」急性期一般入院料4）	−	−	0.0211
A100 一般病棟入院基本料（「注2ただし書」に規定する急性期一般入院料4月平均夜勤時間超過減算を算定する病院）	−	−	−0.0586
A100 一般病棟入院基本料（「注7」急性期一般入院料4夜勤時間特別入院基本料）	−	−	−0.1387
A100 一般病棟入院基本料（「1」急性期一般入院基本料の「ホ」急性期一般入院料5）	−	−	0.0171
A100 一般病棟入院基本料（「注2ただし書」に規定する急性期一般入院料5月平均夜勤時間超過減算を算定する病院）	−	−	−0.0622
A100 一般病棟入院基本料（「注7」急性期一般入院料5夜勤時間特別入院基本料）	−	−	−0.1412
A100 一般病棟入院基本料（「1」急性期一般入院基本料の「ヘ」急性期一般入院料6）	−	−	0.0000

診 療 料	特定機能	専 門	そ の 他
A100 一般病棟入院基本料（「注2ただし書」に規定する急性期一般入院料6月平均夜勤時間超過減算を算定する病院）	－	－	－0.0768
A100 一般病棟入院基本料（「注7」急性期一般入院料6夜勤時間特別入院基本料）	－	－	－0.1532
A100 一般病棟入院基本料（「2」地域一般入院基本料の「イ」地域一般入院料1）	－	－	－0.0830
A100 一般病棟入院基本料（「注2ただし書」に規定する地域一般入院料1月平均夜勤時間超過減算を算定する病院）	－	－	－0.1471
A100 一般病棟入院基本料（「注7」地域一般入院料1夜勤時間特別入院基本料）	－	－	－0.2115
A100 一般病棟入院基本料（「2」地域一般入院基本料の「ロ」地域一般入院料2）	－	－	－0.0852
A100 一般病棟入院基本料（「注2ただし書」に規定する地域一般入院料2月平均夜勤時間超過減算を算定する病院）	－	－	－0.1489
A100 一般病棟入院基本料（「注7」地域一般入院料2夜勤時間特別入院基本料）	－	－	－0.2129
A100 一般病棟入院基本料（「2」地域一般入院基本料の「ハ」地域一般入院料3）	－	－	－0.1460
A100 一般病棟入院基本料（「注2ただし書」に規定する地域一般入院料3月平均夜勤時間超過減算を算定する病院）	－	－	－0.2006
A100 一般病棟入院基本料（「注7」地域一般入院料3夜勤時間特別入院基本料）	－	－	－0.2555
A100 一般病棟入院基本料（「注2」に規定する特別入院基本料を算定する病院）	－	－	－0.3311
A104 特定機能病院入院基本料（「1」一般病棟の場合の「イ」7対1入院基本料）	0.2236	－	－
A104 特定機能病院入院基本料（「1」一般病棟の場合の「ロ」10対1入院基本料）	0.0911	－	－
A105 専門病院入院基本料（「1」7対1入院基本料）	－	0.1273	－
A105 専門病院入院基本料（「2」10対1入院基本料）	－	0.0239	－
A105 専門病院入院基本料（「3」13対1入院基本料）	－	－0.0598	－

診　療　料	特定機能	専　　門	その他
A200 総合入院体制加算（「1」総合入院体制加算1）	－	－	0.0636
A200 総合入院体制加算（「2」総合入院体制加算2）	－	－	0.0489
A200 総合入院体制加算（「3」総合入院体制加算3）	－	－	0.0293
A204 地域医療支援病院入院診療加算※1	－	－	0.0300
A204-3 紹介受診重点医療機関入院診療加算※2	－	－	0.0240
A207 診療録管理体制加算（「1」診療録管理体制加算1）	0.0042	0.0042	0.0042
A207 診療録管理体制加算（「2」診療録管理体制加算2）	0.0030	0.0030	0.0030
A207 診療録管理体制加算（「3」診療録管理体制加算3）	0.0009	0.0009	0.0009
A207-2 医師事務作業補助体制加算（「1」医師事務作業補助体制加算1の「イ」15対1補助体制加算）	0.0369	0.0369	0.0369
A207-2 医師事務作業補助体制加算（「1」医師事務作業補助体制加算1の「ロ」20対1補助体制加算）	0.0295	0.0295	0.0295
A207-2 医師事務作業補助体制加算（「1」医師事務作業補助体制加算1の「ハ」25対1補助体制加算）	0.0250	0.0250	0.0250
A207-2 医師事務作業補助体制加算（「1」医師事務作業補助体制加算1の「ニ」30対1補助体制加算）	0.0218	0.0218	0.0218
A207-2 医師事務作業補助体制加算（「1」医師事務作業補助体制加算1の「ホ」40対1補助体制加算）	0.0183	0.0183	0.0183
A207-2 医師事務作業補助体制加算（「1」医師事務作業補助体制加算1の「ヘ」50対1補助体制加算）	0.0155	0.0155	0.0155
A207-2 医師事務作業補助体制加算（「1」医師事務作業補助体制加算1の「ト」75対1補助体制加算）	0.0128	0.0128	0.0128
A207-2 医師事務作業補助体制加算（「1」医師事務作業補助体制加算1の「チ」100対1補助体制加算）	0.0110	0.0110	0.0110

診 療 料	特定機能	専 門	そ の 他
A207-2 医師事務作業補助体制加算（「2」医師事務作業補助体制加算2の「イ」15対1補助体制加算）	0.0344	0.0344	0.0344
A207-2 医師事務作業補助体制加算（「2」医師事務作業補助体制加算2の「ロ」20対1補助体制加算）	0.0273	0.0273	0.0273
A207-2 医師事務作業補助体制加算（「2」医師事務作業補助体制加算2の「ハ」25対1補助体制加算）	0.0230	0.0230	0.0230
A207-2 医師事務作業補助体制加算（「2」医師事務作業補助体制加算2の「ニ」30対1補助体制加算）	0.0200	0.0200	0.0200
A207-2 医師事務作業補助体制加算（「2」医師事務作業補助体制加算2の「ホ」40対1補助体制加算）	0.0171	0.0171	0.0171
A207-2 医師事務作業補助体制加算（「2」医師事務作業補助体制加算2の「ヘ」50対1補助体制加算）	0.0143	0.0143	0.0143
A207-2 医師事務作業補助体制加算（「2」医師事務作業補助体制加算2の「ト」75対1補助体制加算）	0.0116	0.0116	0.0116
A207-2 医師事務作業補助体制加算（「2」医師事務作業補助体制加算2の「チ」100対1補助体制加算）	0.0097	0.0097	0.0097
A207-3 急性期看護補助体制加算（「1」25対1急性期看護補助体制加算（看護補助者5割以上））	0.0587	0.0587	0.0587
A207-3 急性期看護補助体制加算（「2」25対1急性期看護補助体制加算（看護補助者5割未満））	0.0538	0.0538	0.0538
A207-3 急性期看護補助体制加算（「3」50対1急性期看護補助体制加算）	0.0489	0.0489	0.0489
A207-3 急性期看護補助体制加算（「4」75対1急性期看護補助体制加算）	0.0391	0.0391	0.0391
A207-3 急性期看護補助体制加算（「注2」の「イ」夜間30対1急性期看護補助体制加算）	0.0306	0.0306	0.0306
A207-3 急性期看護補助体制加算（「注2」の「ロ」夜間50対1急性期看護補助体制加算）	0.0293	0.0293	0.0293
A207-3 急性期看護補助体制加算（「注2」の「ハ」夜間100対1急性期看護補助体制加算）	0.0257	0.0257	0.0257

診 療 料	特定機能	専　　門	そ の 他
A207-3 急性期看護補助体制加算（「注3」夜間看護体制加算）	0.0174	0.0174	0.0174
A207-4 看護職員夜間配置加算（「1」看護職員夜間12対1配置加算の「イ」看護職員夜間12対1配置加算1）	0.0269	0.0269	0.0269
A207-4 看護職員夜間配置加算（「1」看護職員夜間12対1配置加算の「ロ」看護職員夜間12対1配置加算2）	0.0220	0.0220	0.0220
A207-4 看護職員夜間配置加算（「2」看護職員夜間16対1配置加算の「イ」看護職員夜間16対1配置加算1）	0.0171	0.0171	0.0171
A207-4 看護職員夜間配置加算（「2」看護職員夜間16対1配置加算の「ロ」看護職員夜間16対1配置加算2）	－	－	0.0110
A214 看護補助加算（「1」看護補助加算1）	－	0.0474	0.0474
A214 看護補助加算（「2」看護補助加算2）	－	0.0390	0.0390
A214 看護補助加算（「3」看護補助加算3）	－	0.0296	0.0296
A214 看護補助加算（「注2」夜間75対1看護補助加算）	－	0.0154	0.0154
A214 看護補助加算（「注3」夜間看護体制加算）	－	0.0053	0.0053
A218 地域加算（「1」1級地）	0.0066	0.0066	0.0066
A218 地域加算（「2」2級地）	0.0055	0.0055	0.0055
A218 地域加算（「3」3級地）	0.0051	0.0051	0.0051
A218 地域加算（「4」4級地）	0.0040	0.0040	0.0040
A218 地域加算（「5」5級地）	0.0033	0.0033	0.0033
A218 地域加算（「6」6級地）	0.0018	0.0018	0.0018
A218 地域加算（「7」7級地）	0.0011	0.0011	0.0011
A218-2 離島加算	0.0066	0.0066	0.0066
A234 医療安全対策加算（「1」医療安全対策加算1）	0.0029	0.0029	0.0029
A234 医療安全対策加算（「2」医療安全対策加算2）	0.0010	0.0010	0.0010
A234 医療安全対策加算（「注2」の「イ」医療安全対策地域連携加算1）	－	0.0017	0.0017
A234 医療安全対策加算（「注2」の「ロ」医療安全対策地域連携加算2）	－	0.0007	0.0007

診　療　料	特定機能	専　　門	そ の 他
A234-2 感染対策向上加算（「1」感染対策向上加算1）	0.0245	0.0245	0.0245
A234-2 感染対策向上加算（「2」感染対策向上加算2）	0.0060	0.0060	0.0060
A234-2 感染対策向上加算（「3」感染対策向上加算3）	0.0026	0.0026	0.0026
A234-2 感染対策向上加算（「注2」指導強化加算）	0.0010	0.0010	0.0010
A234-2 感染対策向上加算（「注3」連携強化加算）	0.0010	0.0010	0.0010
A234-2 感染対策向上加算（「注4」サーベイランス強化加算）	0.0001	0.0001	0.0001
A234-2 感染対策向上加算（「注5」抗菌薬適正使用体制加算）	0.0002	0.0002	0.0002
A243 後発医薬品使用体制加算（「1」後発医薬品使用体制加算1）	0.0026	0.0026	0.0026
A243 後発医薬品使用体制加算（「2」後発医薬品使用体制加算2）	0.0025	0.0025	0.0025
A243 後発医薬品使用体制加算（「3」後発医薬品使用体制加算3）	0.0023	0.0023	0.0023
A244 病棟薬剤業務実施加算（「1」病棟薬剤業務実施加算1）	0.0076	0.0076	0.0076
A244 病棟薬剤業務実施加算（「注2」薬剤業務向上加算）	0.0063	0.0063	0.0063
A245 データ提出加算（「1」データ提出加算1の「イ」許可病床数が200床以上の病院の場合）※3	0.0050	0.0050	0.0050
A245 データ提出加算（「1」データ提出加算1の「ロ」許可病床数が200床未満の病院の場合）※3	0.0074	0.0074	0.0074
A245 データ提出加算（「2」データ提出加算2の「イ」許可病床数が200床以上の病院の場合）※3	0.0054	0.0054	0.0054
A245 データ提出加算（「2」データ提出加算2の「ロ」許可病床数が200床未満の病院の場合）※3	0.0078	0.0078	0.0078
A252 地域医療体制確保加算	0.0214	0.0214	0.0214
D026 検体検査判断料（「注4」検体検査管理加算の「イ」検体検査管理加算（Ⅰ））	0.0010	0.0010	0.0010

診 療 料	特定機能	専　　門	そ の 他
D026 検体検査判断料（「注4」検体検査管理加算の「ロ」検体検査管理加算（Ⅱ））	0.0026	0.0026	0.0026
D026 検体検査判断料（「注4」検体検査管理加算の「ハ」検体検査管理加算（Ⅲ））	0.0078	0.0078	0.0078
D026 検体検査判断料（「注4」検体検査管理加算の「ニ」検体検査管理加算（Ⅳ））	0.0130	0.0130	0.0130
D026 検体検査判断料（「注5」国際標準検査管理加算）	0.0010	0.0010	0.0010

※1　月の初日に医療法の規定により地域医療支援病院として都道府県知事の承認をうけた場合は同日より，月の途中に承認をうけた場合は翌月1日より，あらたに入院した患者であるかどうかにかかわらず，入院患者すべてに対して加算できる。

※2　月の初日に医療法の規定により厚生労働省令で定める外来医療を提供する基幹的な病院として都道府県により公表された場合は同日より，月の途中に当該公表がなされた場合は翌月1日より，あらたに入院した患者であるかどうかにかかわらず，入院患者すべてに対して加算できる。

※3　加算が算定可能な月に限り，加算できる。

●機能評価係数Ⅱ

　機能評価係数Ⅱとは，従来の調整係数の一部をおきかえたもので，おもに各医療機関が担うべき役割や機能を評価した係数となっています。

　機能評価係数Ⅱの具体的な評価方法については次の表の4項目が設定されており，係数はDPC対象病院ごとに告示により定められています（134頁参照）。

〈機能評価係数Ⅱ〉

名称／評価の考え方	評価方法（指数）
地域医療指数 体制評価指数と定量評価指数で（評価シェアは7：5）構成	体制評価指数： 　5疾病6事業等を含む医療提供体制における役割や実績を評価 定量評価指数： 〔当該医療機関の所属地域における担当患者数〕／〔当該医療機関の所属地域における発生患者数〕 1)小児（15歳未満）と2)それ以外（15歳以上）に分けてそれぞれ評価（1：1）。 DPC標準病院群は2次医療圏，大学病院本院群およびDPC特定病院群は3次医療圏のDPC対象病院に入院した患者を対象とする。

効率性指数 各医療機関における在院日数短縮の努力を評価	〔全DPC／PDPS対象病院の患者構成が、当該医療機関と同じと仮定した場合の平均在院日数〕／〔当該医療機関の平均在院日数〕 ※ 当該医療機関において，12症例（1症例／月）以上ある診断群分類のみを計算対象とする。 ※ 包括評価の対象となっている診断群分類のみを計算対象とする。
複雑性指数 1入院あたり医療資源投入の観点から見た患者構成への評価	〔当該医療機関の包括範囲出来高点数（1入院あたり）を，包括対象の診断群分類ごとに全病院の平均包括範囲出来高点数におきかえた点数〕／〔全病院の平均1入院あたり包括点数〕 ※ 当該医療機関において，12症例（1症例／月）以上ある診断群分類のみを計算対象とする。 ※ 包括評価の対象となっている診断群分類のみを計算対象とする。
カバー率指数 さまざまな疾患に対応できる総合的な体制について評価	〔当該医療機関で一定症例数以上算定している診断群分類数〕／〔全診断群分類数〕 ※ 当該医療機関において，12症例（1症例／月）以上ある診断群分類のみを計算対象とする。 ※ すべて（包括評価の対象・対象外の両方を含む）の支払い分類を計算対象とする。

●救急補正係数

救急医療入院における入院初期の医療資源投入の乖離を補正するための係数です。

〈救急補正係数〉

救急医療入院の対象となる患者治療に要する資源投入量の乖離を評価	1症例あたり〔以下の患者について，入院後2日間までの包括範囲出来高点数（出来高診療実績）と診断群分類点数表の設定点数との差額の総和〕 ※救急医療管理加算2相当の指数値は1／2 【A205救急医療管理加算の施設基準を取得している施設】 ・救急医療入院かつ以下のいずれかを入院初日から算定している患者 A205救急医療管理加算，A301-3脳卒中ケアユニット入院医療管理料，A300救命救急入院料，A301-4小児特定集中治療室管理料，A301特定集中治療室管理料，A302新生児特定集中治療室管理料，A301-2ハイケアユニット入院医療管理料，A303総合周産期特定集中治療室管理料 【A205救急医療管理加算の施設基準を取得していない施設】 ・救急医療入院の患者

●激変緩和係数

　診療報酬改定時の激変を緩和するための係数（改定年度のみ）で，ＤＰＣ対象病院ごとに告示により定められています（134頁参照）。調整係数は平成30年度診療報酬改定時に基礎係数，機能評価係数Ⅱへおきかえられました。調整係数おきかえ完了後も，一定程度，推計診療報酬変動が大きい医療機関が存在すると考えられ，医療機関別係数は包括範囲の診療報酬全体に影響する特性をふまえると，報酬改定等にともなう激変緩和措置が必要と考えられています。

Q & A

Q1　医療機関別係数は，次の診療報酬改定時まで変わったりしないのですか。

A1　医療機関別係数のうち，機能評価係数Ⅰは施設基準の届出の変更により変わる場合があります。また，機能評価係数Ⅱおよび救急補正係数は毎年度に実績をふまえて変更されます。

Q2　機能評価係数Ⅰに関連した施設基準をあらたに取得した場合に，医科点数表にもとづく地方厚生（支）局等への届出のほかに，なにか特別な届出が必要ですか。

A2　医科点数表にもとづく届出のみでかまいません。なお，機能評価係数Ⅰ（A245データ提出加算にかかるものは除く）は算定できることとなった月から医療機関別係数に合算します。

Q3　D026の「注４」の検体検査管理加算の届出を複数行っている場合（たとえば，ⅠとⅣ）は，医療機関別係数は両方の機能評価係数Ⅰを合算して計算するのですか。

A3　両方の機能評価係数Ⅰを合算することはできません。どちらか一方を医療機関別係数に合算します。

Q4　D026の「注４」の検体検査管理加算にかかる機能評価係数Ⅰは検体検査を実施していない月も医療機関別係数に合算できますか。

A4　D026の「注４」の検体検査管理加算にかかる機能評価係数Ⅰは，その体制を評価するものであり，検体検査の実施の有無にかかわらず，医療機関別係数に合算できます。

Q5　地域医療支援病院であって，紹介受診重点医療機関として公表された病院において，医療機関別係数は医科点数表のA204地域医療支援病院入院診療加算およびA204-3紹介受診重点医療機関入院診療加算にかかる機能評価係数Ⅰを合算して計算するのですか。

A5　両方の機能評価係数Ⅰを合算することはできません。どちらか一方を機能評価係数Ⅰに合算します。

Q6　入院基本料等加算を算定することができない病棟（床）にＤＰＣ対象患者が入院している場合，その入院基本料等加算にかかる機能評価係数Ⅰを医療機関別係数に合算することができますか（たとえば，ＤＰＣ対象患者が特定入院料を算定する病棟に入院している場合のＡ207-3急性期看護補助体制加算にかかる機能評価係数Ⅰ）。

A6　機能評価係数Ⅰは人員配置等の医療機関の体制を評価する係数であるため，医療機関が施設基準を満たすなどにより，算定することができるのであれば，すべてのＤＰＣ対象患者にかかる診療報酬請求の際に医療機関別係数に合算することができます。

Q7　「ＤＰＣの評価・検証等に係る調査」の提出について，提出方法の不備や提出期限の超過・未到着および媒体内容の不備などがあった場合でも，医科点数表のＡ245データ提出加算を算定できますか。

A7　「ＤＰＣの評価・検証等に係る調査」の提出（データの再照会にかかる提出も含む）において提出方法の不備や提出期限の超過，未到着および媒体内容の不備などがあった場合は，データ提出月の翌々月の1か月分については医科点数表のＡ245データ提出加算は算定できません。

Q8　医科点数表のＡ245データ提出加算について，ＤＰＣ対象病院において，ＤＰＣ算定病棟（包括評価の対象）に入院している患者は医科点数表のＡ245のデータ提出加算1または2を算定することができますか。

A8　機能評価係数Ⅰで評価されているため算定することができません。

Q9　①ＤＰＣ算定病棟（包括評価の対象）→②ＤＰＣ算定病棟以外の病棟→③ＤＰＣ算定病棟（包括評価の対象外）と転棟した事例について，医科点数表のＡ245のデータ提出加算1または2を算定することはできますか。

A9　①ＤＰＣ算定病棟（包括評価の対象）において機能評価係数Ⅰで既に評価されているため，算定することができません。

Q10　①ＤＰＣ算定病棟（包括評価の対象）→②ＤＰＣ算定病棟以外の病棟に転棟した事例について，医科点数表のＡ245のデータ提出加算3または4はどのように算定しますか。

A10　②の病棟が医科点数表のＡ245のデータ提出加算3または4の算定対象病棟の場合のみ，転棟した日から起算して90日を超えるごとにデータ提出加算3または4を算定します。

Q11　データ提出に遅延などが認められたため，1か月医科点数表のＡ245データ

ＤＰＣの概要

診断群分類区分の決定

診断群分類番号の構成

診療報酬額の算定方法

請求とレセプトの記載

参考・付録

提出加算を算定できなくなった場合は，その１か月の診療分はどのように算定しますか。

A11 包括評価対象の患者分については，その月の診療分の医科点数表のＡ245データ提出加算にかかる機能評価係数Ⅰを医療機関別係数に合算せずに算定します。また，包括評価対象外の患者分については，その月の診療分において，医科点数表にもとづき，Ａ245データ提出加算を算定できません。

Q12 Ａ244の病棟薬剤業務実施加算１を入院日Ⅲを超えて出来高の点数表にもとづき算定できますか。

A12 Ａ244の病棟薬剤業務実施加算１のように，機能評価係数Ⅰで評価される項目のうち，医科点数表において週１回または月１回算定できることとされているものについては，入院日Ⅲを超えた場合，医科点数表にもとづき算定することができます。ただし，入院日Ⅲを超えた日の前日の属する週または月は算定することができません。なお，「週」，「月」とは，それぞれ日曜日から土曜日までの１週間，月の初日から月の末日までの１か月をいいます。

4 特定入院料の取扱い

　次の表の特定入院料の算定要件を満たす患者については，その病院が出来高の点数表にもとづく届出を行っている場合には，それぞれ次の表の定められた期間に応じて決められた点数を診断群分類点数表の所定点数に加算し，出来高の点数表による特定入院料は算定しません。

　また，特定入院料の包括範囲は，診断群分類点数表の包括範囲として整理されており，たとえば，特定集中治療室管理料の加算を算定している期間であっても，D206心臓カテーテル法による諸検査の手技料等診断群分類点数表の包括範囲外のものであれば，別に算定できます（D206心臓カテーテル法による諸検査は，出来高の点数表では特定集中治療室管理料の包括範囲に含まれています）。

〈特定入院料の加算〉

特定機能……医科点数表のA104特定機能病院入院基本料の届出を行った病院

専　　門……医科点数表のA105専門病院入院基本料の届出を行った病院

そ の 他……「特定機能」，「専門」以外の病院

特定入院料	特定機能	専　　門	そ の 他
A300 救命救急入院料			
救命救急入院料1			
3日以内の期間	8,152点	8,352点	8,414点
4日以上7日以内の期間	7,176点	7,376点	7,438点
8日以上14日以内の期間	5,818点	6,018点	6,080点
15日以上30日以内の期間	6,323点	6,323点	6,338点
救命救急入院料2			
3日以内の期間	9,731点	9,931点	9,993点
4日以上7日以内の期間	8,615点	8,815点	8,877点
8日以上14日以内の期間	7,297点	7,497点	7,559点
15日以上30日以内の期間	7,802点	7,802点	7,817点
救命救急入院料3			
救命救急入院料			
3日以内の期間	8,152点	8,352点	8,414点
4日以上7日以内の期間	7,176点	7,376点	7,438点
8日以上14日以内の期間	5,818点	6,018点	6,080点
15日以上30日以内の期間	6,323点	6,323点	6,338点
広範囲熱傷特定集中治療管理料			
3日以内の期間	8,152点	8,352点	8,414点
4日以上7日以内の期間	7,176点	7,376点	7,438点
8日以上14日以内の期間	6,240点	6,440点	6,502点

特定入院料	特定機能	専　　門	そ の 他
15日以上30日以内の期間	6,745点	6,745点	6,760点
31日以上60日以内の期間	6,952点	6,952点	6,952点
救命救急入院料4			
救命救急入院料			
3日以内の期間	9,731点	9,931点	9,993点
4日以上7日以内の期間	8,615点	8,815点	8,877点
8日以上14日以内の期間	7,297点	7,497点	7,559点
15日以上30日以内の期間	7,802点	7,802点	7,817点
広範囲熱傷特定集中治療管理料			
3日以内の期間	9,731点	9,931点	9,993点
4日以上7日以内の期間	8,615点	8,815点	8,877点
8日以上14日以内の期間	7,297点	7,497点	7,559点
15日以上30日以内の期間	6,745点	6,745点	6,760点
31日以上60日以内の期間	6,952点	6,952点	6,952点

① 　自殺企図等による重篤な患者で，精神疾患を有するものまたはその家族等からの情報等にもとづいて，当該病院の精神保健指定医または精神科の医師が，精神疾患にかかわる診断治療等を行った場合は，精神疾患診断治療初回加算として，精神保健指定医等による最初の診療時に限り次の点数を加算。
　施設基準届出病院において行った場合　　7,000点
　上記以外の場合　　　　　　　　　　　　3,000点
② 　充実段階Sの場合は，救急体制充実加算1として，1日につき1,500点を加算。
③ 　充実段階Aの場合は，救急体制充実加算2として，1日につき1,000点を加算。
④ 　充実段階Bの場合は，救急体制充実加算3として，1日につき500点を加算。
⑤ 　高度救命救急センターについては，1日につき100点を加算。
⑥ 　急性薬毒物中毒の患者に対して救命救急医療が行われた場合は，入院初日に限り次の点数を加算。
　急性薬毒物中毒加算1（機器分析）　　　5,000点
　急性薬毒物中毒加算2（その他のもの）　　350点
⑦ 　施設基準届出病院において，15歳未満の重篤な患者に対して救命救急医療が行われた場合には，小児加算として，入院初日に限り5,000点を加算。
⑧ 　施設基準届出病室に入院している患者に対して，入室後早期から離床等に必要な治療を行った場合に，早期離床・リハビリテーション加算として，入室した日から起算して14日を限度として500点を加算。

特定入院料	特定機能	専　　門	そ の 他
⑨　施設基準届出病室に入院している患者に対して，入室後早期から必要な栄養管理を行った場合に，早期栄養介入管理加算として，入室した日から起算して7日を限度として250点（入室後早期から経腸栄養を開始した場合は，当該開始日以降は400点）を加算。			
⑩　①の「施設基準届出病院において行った場合」に該当する場合であって，当該患者に対し，生活上の課題または精神疾患の治療継続上の課題を確認し，助言または指導を行った場合は，当該患者の退院時に1回に限り，2,500点を更に加算。			
⑪　重症患者の対応にかかる体制につき施設基準届出病室に入院している患者（救命救急入院料2または救命救急入院料4の届出を行った病院の病室に入院した患者に限る）について，重症患者対応体制強化加算として，当該患者の入院期間に応じ，次の点数を加算。			
3日以内の期間　　　　　　　　　　750点			
4日以上7日以内の期間　　　　　　500点			
8日以上14日以内の期間　　　　　　300点			
A301 特定集中治療室管理料			
特定集中治療室管理料1			
7日以内の期間	12,290点	12,490点	12,552点
8日以上14日以内の期間	10,712点	10,912点	10,974点
15日以上30日以内の期間	11,217点	11,217点	11,232点
特定集中治療室管理料2			
特定集中治療室管理料			
7日以内の期間	12,290点	12,490点	12,552点
8日以上14日以内の期間	10,712点	10,912点	10,974点
15日以上30日以内の期間	11,217点	11,217点	11,232点
広範囲熱傷特定集中治療管理料			
7日以内の期間	12,290点	12,490点	12,552点
8日以上14日以内の期間	10,912点	11,112点	11,174点
15日以上30日以内の期間	11,417点	11,417点	11,432点
31日以上60日以内の期間	11,624点	11,624点	11,624点
特定集中治療室管理料3			
7日以内の期間	7,774点	7,974点	8,036点
8日以上14日以内の期間	6,191点	6,391点	6,453点
15日以上30日以内の期間	6,696点	6,696点	6,711点

特定入院料	特定機能	専　　門	その他
特定集中治療室管理料4			
特定集中治療室管理料			
7日以内の期間	7,774点	7,974点	8,036点
8日以上14日以内の期間	6,191点	6,391点	6,453点
15日以上30日以内の期間	6,696点	6,696点	6,711点
広範囲熱傷特定集中治療管理料			
7日以内の期間	7,774点	7,974点	8,036点
8日以上14日以内の期間	6,391点	6,591点	6,653点
15日以上30日以内の期間	6,896点	6,896点	6,911点
31日以上60日以内の期間	7,103点	7,103点	7,103点
特定集中治療室管理料5			
7日以内の期間	6,774点	6,974点	7,036点
8日以上14日以内の期間	5,191点	5,391点	5,453点
15日以上30日以内の期間	5,696点	5,696点	5,711点
特定集中治療室管理料6			
特定集中治療室管理料			
7日以内の期間	6,774点	6,974点	7,036点
8日以上14日以内の期間	5,191点	5,391点	5,453点
15日以上30日以内の期間	5,696点	5,696点	5,711点
広範囲熱傷特定集中治療管理料			
7日以内の期間	6,774点	6,974点	7,036点
8日以上14日以内の期間	5,391点	5,591点	5,653点
15日以上30日以内の期間	5,896点	5,896点	5,911点
31日以上60日以内の期間	6,103点	6,103点	6,103点

① 　施設基準届出病院において，15歳未満の重篤な
　患者に対して特定集中治療室管理が行われた場合に
　は，小児加算として，患者の入院期間に応じ，次の
　点数を1日につき加算。
　7日以内の期間　　　　　　　　　2,000点
　8日以上14日以内の期間　　　　　1,500点

② 　施設基準届出病室に入院している患者に対して，
　入室後早期から離床等に必要な治療を行った場合
　に，早期離床・リハビリテーション加算として，入
　室した日から起算して14日を限度として500点を
　加算。

③ 　施設基準届出病室に入院している患者に対して，
　入室後早期から必要な栄養管理を行った場合に，早
　期栄養介入管理加算として，入室した日から起算し
　て7日を限度として250点（入室後早期から経腸栄
　養を開始した場合は，当該開始日以降は400点）を
　加算。

特定入院料	特定機能	専　　門	そ の 他
④　重症患者の対応にかかる体制につき施設基準届出病室に入院している患者について，重症患者対応体制強化加算として，当該患者の入院期間に応じ，次の点数を加算。			
3日以内の期間　　　　　　　　　　　750点			
4日以上7日以内の期間　　　　　　　500点			
8日以上14日以内の期間　　　　　　　300点			
⑤　施設基準届出病院が特定集中治療室管理にかかる専門的な保険医療機関と情報通信機器を用いて連携して特定集中治療室管理が行われた場合に、特定集中治療室遠隔支援加算として、980点を加算。			
A301-2 ハイケアユニット入院医療管理料			
ハイケアユニット入院医療管理料1			
14日以内の期間	4,773点	4,973点	5,035点
15日以上21日以内の期間	5,278点	5,278点	5,293点
ハイケアユニット入院医療管理料2			
14日以内の期間	2,134点	2,334点	2,396点
15日以上21日以内の期間	2,639点	2,639点	2,654点
①　施設基準届出病室に入院している患者に対して，入室後早期から離床等に必要な治療を行った場合に，早期離床・リハビリテーション加算として，入室した日から起算して14日を限度として500点を加算。			
②　施設基準届出病室に入院している患者に対して，入室後早期から必要な栄養管理を行った場合に，早期栄養介入管理加算として，入室した日から起算して7日を限度として250点（入室後早期から経腸栄養を開始した場合は，当該開始日以降は400点）を加算。			
A301-3 脳卒中ケアユニット入院医療管理料			
14日以内の期間	3,929点	4,129点	4,191点
①　施設基準届出病室に入院している患者に対して，入室後早期から離床等に必要な治療を行った場合に，早期離床・リハビリテーション加算として，入室した日から起算して14日を限度として500点を加算。			
②　施設基準届出病室に入院している患者に対して，入室後早期から必要な栄養管理を行った場合に，早期栄養介入管理加算として，入室した日から起算して7日を限度として250点（入室後早期から経腸栄養を開始した場合は，当該開始日以降は400点）を加算。			

特定入院料	特定機能	専　　門	そ　の　他
A301-4 小児特定集中治療室管理料			
7日以内の期間	14,246点	14,446点	14,508点
8日以上14日以内の期間	12,140点	12,340点	12,402点
15日以上30日以内の期間	12,645点	12,645点	12,660点
31日以上55日以内の期間	12,852点	12,852点	12,852点
①　施設基準届出病室に入院している患者に対して，入室後早期から離床等に必要な治療を行った場合に，早期離床・リハビリテーション加算として，入室した日から起算して14日を限度として500点を加算。			
②　施設基準届出病室に入院している患者に対して，入室後早期から必要な栄養管理を行った場合に，早期栄養介入管理加算として，入室した日から起算して7日を限度として250点（入室後早期から経腸栄養を開始した場合は，当該開始日以降は400点）を加算。			
A302 新生児特定集中治療室管理料			
新生児特定集中治療室管理料1			
14日以内の期間	8,468点	8,668点	8,730点
15日以上30日以内の期間	8,973点	8,973点	8,988点
31日以上110日以内の期間	9,180点	9,180点	9,180点
新生児特定集中治療室管理料2			
14日以内の期間	6,356点	6,556点	6,618点
15日以上30日以内の期間	6,861点	6,861点	6,876点
31日以上110日以内の期間	7,068点	7,068点	7,068点
A302-2 新生児特定集中治療室重症児対応体制強化管理料			
7日以内の期間	12,423点	12,623点	12,685点
A303 総合周産期特定集中治療室管理料			
母体・胎児集中治療室管理料			
14日以内の期間	5,301点	5,501点	5,563点
新生児集中治療室管理料			
14日以内の期間	8,468点	8,668点	8,730点
15日以上30日以内の期間	8,973点	8,973点	8,988点
31日以上110日以内の期間	9,180点	9,180点	9,180点
○　施設基準届出病院において，胎児が重篤な状態であると診断された，または疑われる妊婦に対して，当該病院の医師，助産師，看護師，社会福祉士，公認心理師等が共同して必要な支援を行った場合に，成育連携支援加算として，入院中1回に限り，1,200点を加算。			

特定入院料	特定機能	専　門	その他
A303-2 新生児治療回復室入院医療管理料			
14日以内の期間	3,612点	3,812点	3,874点
15日以上30日以内の期間	4,117点	4,117点	4,132点
31日以上140日以内の期間	4,324点	4,324点	4,324点
A305 一類感染症患者入院医療管理料			
14日以内の期間	7,297点	7,497点	7,559点
15日以上30日以内の期間	6,536点	6,536点	6,551点
31日以上の期間	6,743点	6,743点	6,743点
A307 小児入院医療管理料			
小児入院医療管理料1			
14日以内の期間	2,691点	2,891点	2,953点
15日以上30日以内の期間	3,196点	3,196点	3,211点
31日以上の期間	3,403点	3,403点	3,403点
小児入院医療管理料2			
14日以内の期間	2,159点	2,359点	2,421点
15日以上30日以内の期間	2,664点	2,664点	2,679点
31日以上の期間	2,871点	2,871点	2,871点
小児入院医療管理料3			
14日以内の期間	1,733点	1,933点	1,995点
15日以上30日以内の期間	2,238点	2,238点	2,253点
31日以上の期間	2,445点	2,445点	2,445点
小児入院医療管理料4			
14日以内の期間	1,094点	1,294点	1,356点
15日以上30日以内の期間	1,599点	1,599点	1,641点
31日以上の期間	1,806点	1,806点	1,806点
小児入院医療管理料5			
14日以内の期間	−	319点	381点
15日以上30日以内の期間	−	624点	639点
31日以上の期間	−	831点	831点

① プレイルーム，保育士等の施設基準適合届出病棟において小児入院医療管理が行われた場合は1日につき次の点数を加算。

　保育士1名の場合　　　100点
　保育士2名以上の場合　180点

② 当該病棟入院患者が人工呼吸器を使用している場合は，人工呼吸器使用加算として，1日につき600点を加算。

③ 施設基準届出病院に入院している小児入院医療管理料3，4または5算定患者（特定機能は小児入院医療管理料3または4算定患者）について，当該基準にかかる区分にしたがい，それぞれ1日につき次の点数を加算。

特定入院料	特定機能	専　門	そ の 他
重症児受入体制加算１　200点 　　重症児受入体制加算２　280点 ④　当該病棟に入院している小児慢性特定疾病医療支援の対象である患者または医療的ケア児である患者について，当該病院の医師または当該医師の指示にもとづき薬剤師が，退院に際して当該患者またはその家族等に対して，退院後の薬剤の服用等に関する必要な指導を行ったうえで，保険薬局に対して，当該患者またはその家族等の同意を得て，当該患者にかかる調剤に際して必要な情報等を文書により提供した場合は，退院時薬剤情報管理指導連携加算として，退院の日に１回に限り，150点を加算。 ⑤　患者に対する支援体制につき施設基準届出病棟に入院している患者について，養育支援体制加算として，入院初日に限り300点を加算。 ⑥　当該病院が表示する診療時間以外の時間，休日または深夜において，緊急に入院を必要とする小児患者を受け入れる体制の確保につき施設基準届出病棟に入院している小児入院医療管理料１または２算定患者について，当該基準にかかる区分に従い，入院初日に限り，次の点数を加算。 　時間外受入体制強化加算1　　　　　　300点 　時間外受入体制強化加算2　　　　　　180点 ⑦　施設基準届出病院に入院している患者（小児入院医療管理料１、小児入院医療管理料２または小児入院医療管理料３を算定している患者に限る）について、看護補助加算として、入院した日から起算して14日を限度として、151点を加算。この場合において、⑧の看護補助体制充実加算は別に算定できない。 ⑧　看護職員の負担の軽減および処遇の改善を図るための看護業務の補助の体制その他の事項につき施設基準を届け出た病棟に入院している患者（小児入院医療管理料１，小児入院医療管理料２または小児入院医療管理料３を算定している患者に限る）について、看護補助体制充実加算として，入院した日から起算して14日を限度として，156点を加算する。			

●特定入院料の加算を算定している間の入院基本料等加算の算定について

特定入院料の加算を算定している間に算定できる入院基本料等加算をまとめると下表のようになります。

〈特定入院料の加算を算定している間に算定できる入院基本料等加算〉

特定入院料にかかる加算 ＼ 入院基本料等加算	A204-2 臨床研修病院入院診療加算	A205-2 超急性期脳卒中加算	A205-3 妊産婦緊急搬送入院加算	A206 在宅患者緊急入院診療加算	A209 特定感染症入院医療管理加算	A210 難病等特別入院診療加算（2に限る）	A212 超重症児（者）・準超重症児（者）入院診療加算	A212-2 特定感染症患者療養環境特別加算	A221-2 小児療養環境特別加算	A226-2 緩和ケア診療加算	A226-4 小児緩和ケア診療加算	A230-4 精神科リエゾンチーム加算	A231-2 強度行動障害入院医療管理加算	A231-4 摂食障害入院医療管理加算	A232 がん拠点病院加算	A234-3 患者サポート体制充実加算	A234-4 重症患者初期支援充実加算	A234-5 報告書管理体制加算	A236 褥瘡ハイリスク患者ケア加算	A242-2 術後疼痛管理チーム加算	A244 病棟薬剤業務実施加算（「2」に限る）	A246 入退院支援加算	A246-3 医療的ケア児（者）入院前支援加算	A247 認知症ケア加算	A247-2 せん妄ハイリスク患者ケア加算	A248 精神疾患診療体制加算	A251 排尿自立支援加算
A300 救命救急入院料	○	○	○	×	○	○	○	×	×	×	×	×	×	×	×	○	○	○	○	○	○	②	×	○	○	④	○
A301 特定集中治療室管理料	○	○	○	×	○	○	○	×	×	×	×	×	×	×	×	○	○	○	○	○	○	②	×	○	○	×	○
A301-2 ハイケアユニット入院医療管理料	○	○	○	○	○	○	○	×	×	○	○	×	×	×	×	○	○	○	○	○	○	②	×	○	○	×	○
A301-3 脳卒中ケアユニット入院医療管理料	○	○	○	○	○	○	○	×	×	○	○	×	×	×	×	○	○	○	○	○	○	②	×	○	○	×	○
A301-4 小児特定集中治療室管理料	○	○	○	×	○	○	○	×	○	×	○	×	×	×	×	○	○	○	○	○	○	②	○	○	○	×	○
A302 新生児特定集中治療室管理料	○	○	○	×	○	○	○	×	○	×	○	×	×	×	×	○	○	○	○	○	○	②	○	○	○	×	○
A303-2 新生児特定集中治療室重症児対応体制強化管理料	○	○	○	×	○	○	○	×	○	×	○	×	×	×	×	○	○	○	○	○	○	②	○	○	○	×	○
A303 総合周産期特定集中治療室管理料	○	○	○	×	○	○	○	×	○	×	○	×	×	×	×	○	○	○	○	○	○	①	○	②	○	×	○
A303-2 新生児治療回復室入院医療管理料	○	○	○	×	○	○	○	×	○	×	○	×	×	×	×	○	×	○	○	○	○	②	○	○	○	×	○
A305 一類感染症患者入院医療管理料	○	○	○	×	×	×	×	×	×	×	×	×	×	×	○	○	×	○	○	×	○	③	×	○	×	×	○
A307・「1」小児入院医療管理料1	○	○	×	×	○	○	○	×	○	×	○	×	×	×	×	○	×	○	○	×	○	②	○	○	×	×	○
A307・「2」小児入院医療管理料2	○	○	×	×	○	○	○	×	○	×	○	×	×	×	×	○	×	○	○	×	○	②	○	○	×	×	○
A307・「3」小児入院医療管理料3	○	○	×	×	○	○	○	×	○	×	○	×	×	×	×	○	×	○	○	×	○	②	○	○	×	×	○
A307・「4」小児入院医療管理料4	○	○	×	×	○	○	○	×	○	×	○	×	×	×	×	○	×	○	○	×	○	②	○	○	×	×	○
A307・「5」小児入院医療管理料5	○	○	×	×	○	○	○	×	○	×	○	×	×	×	×	○	×	○	○	×	○	②	○	○	×	×	○

※ 右記以外の入院基本料等加算については、下記の特定入院料にかかる加算算定時には、すべて算定不可。

① A303総合周産期特定集中治療室管理料の「1」母体・胎児集中治療室管理料を算定している場合に限る
② 入退院支援加算1の「イ」一般病棟入院基本料等の場合および入退院支援加算3に限る
③ 入退院支援加算1の「イ」一般病棟入院基本料等の場合に限る
④ A300救命救急入院料の「注2」の加算を算定しない場合に限る

Q & A

Q1 1日あたりの加算により評価される特定入院料の施設基準の取扱いはどうなりますか。

A1 従来どおり，医科点数表，基本診療料の施設基準等により手続きを行います。

Q2 医科点数表のA301特定集中治療室管理料を14日間算定していた患者が，引き続きA301-2ハイケアユニット入院医療管理料を算定する病床に転床した場合は，21日目まで「15日以上21日以内の期間」の点数を算定するのですか。

A2 そのとおりです。

Q3 急性血液浄化（腹膜透析を除く）または体外式心肺補助（ECMO）を必要とする患者が，A301-2ハイケアユニット入院医療管理料を21日間算定した後にA301特定集中治療室管理料を算定する病床に転床した場合，25日目まで「15日以上30日以内の期間」の点数を算定するのですか。

A3 そのとおりです。

Q4 医科点数表の第1章第2部入院料等の第3節特定入院料の「注」の加算のうち，医科点数表において併算定できない診療報酬項目が示されているものについて，DPC算定においても同様に取り扱うのですか。

A4 そのとおりです。

5 所定点数が減算される場合の取扱い

患者の退院が特定の時間帯に集中している場合，患者の入院日・退院日が特定の日に集中している場合，夜間看護体制特定日減算に該当する場合には，診断群分類点数表の所定点数から決められた点数が減算される場合があります。減算の対象となる場合や減算される点数は以下のとおりです。

〈減算の対象となる場合〉

	対象保険医療機関	減算の対象となる患者・入院基本料
退院が特定の時間帯に集中	A100一般病棟入院基本料，A104特定機能病院入院基本料（一般病棟に限る）またはA105専門病院入院基本料を算定している病棟を有する保険医療機関であって，当該病棟の退院全体のうち，正午までに退院する患者の割合が90%以上の	A100一般病棟入院基本料（特別入院基本料等を含む），A104特定機能病院入院基本料（一般病棟に限る）およびA105専門病院入院基本料のうち，当該病棟に30日を超えて入院している患者※1が午前中に退院する場合であって，そ

している場合	保険医療機関	の退院日の入院基本料で次のいずれも満たすもの ① 退院日に1,000点以上の処置または手術を算定していない患者 ② A246入退院支援加算を算定していない患者
入院日・退院日が特定の日に集中している場合	A100一般病棟入院基本料，A104特定機能病院入院基本料（一般病棟に限る）またはA105専門病院入院基本料を算定している病棟を有する保険医療機関であって，当該病棟の入院全体のうち金曜日に入院した患者の割合と，退院全体のうち月曜日に退院した患者の割合の合計が40％以上の保険医療機関	金曜日に入院または月曜日に退院した患者の入院日直後または退院日直前の土曜日および日曜日のA100一般病棟入院基本料（特別入院基本料等を含む），A104特定機能病院入院基本料（一般病棟に限る）およびA105専門病院入院基本料であって，当該日※2に1,000点以上の処置または手術を行わない患者
夜間看護体制特定日減算に該当する場合	A100一般病棟入院基本料またはA105専門病院入院基本料を算定している病棟を有する保険医療機関であって，許可病床数が100床未満の保険医療機関	夜間の救急外来を受診した患者に対応するため，看護職員が一時的に2人未満となった時間帯において，「患者の看護に支障がないと認められる」，「看護職員および看護補助者が，看護職員1人を含む2人以上である。ただし，入院患者が30人以下の場合にあっては，看護職員が1人以上である」のいずれも満たす各病棟のいずれか1病棟において夜勤を行う看護職員が，一時的に2人未満となった日※1のA100一般病棟入院基本料（特別入院基本料等を含む）およびA105専門病院入院基本料であって，次のいずれも満たす場合 ① 年6日以内であること ② 当該日が属する月が連続する2月以内であること

※1 特定入院料の加算（81頁参照）を算定するものを除く
※2 特定入院料の加算（81頁参照）を算定する日を除く

〈減算される点数〉

　下表の入院基本料の算定要件を満たす患者ごとに，対象となる所定点数から減算します。

●退院が特定の時間帯に集中している場合，入院日・退院日が特定の日に集中している場合

A100一般病棟入院基本料		急性期一般入院料1夜勤時間特別入院基本料 95点	
急性期一般入院料1	135点	急性期一般入院料2	132点
急性期一般入院料1月平均夜勤時間超過減算 115点		急性期一般入院料2月平均夜勤時間超過減算 112点	

急性期一般入院料2夜勤時間特別入院基本料	92点	地域一般入院料1夜勤時間特別入院基本料	66点
急性期一般入院料3	126点	地域一般入院料2	94点
急性期一般入院料3月平均夜勤時間超過減算	107点	地域一般入院料2月平均夜勤時間超過減算	80点
急性期一般入院料3夜勤時間特別入院基本料	88点	地域一般入院料2夜勤時間特別入院基本料	66点
急性期一般入院料4	117点	地域一般入院料3	80点
急性期一般入院料4月平均夜勤時間超過減算	99点	地域一般入院料3月平均夜勤時間超過減算	68点
急性期一般入院料4夜勤時間特別入院基本料	82点	地域一般入院料3夜勤時間特別入院基本料	56点
急性期一般入院料5	116点	特別入院基本料	49点
急性期一般入院料5月平均夜勤時間超過減算	99点	A104特定機能病院入院基本料（一般病棟に限る）	
急性期一般入院料5夜勤時間特別入院基本料	81点	7対1入院基本料	146点
急性期一般入院料6	112点	10対1入院基本料	117点
急性期一般入院料6月平均夜勤時間超過減算	95点	A105専門病院入院基本料	
急性期一般入院料6夜勤時間特別入院基本料	79点	7対1入院基本料	136点
地域一般入院料1	94点	10対1入院基本料	114点
地域一般入院料1月平均夜勤時間超過減算	80点	13対1入院基本料	95点

●夜間看護体制特定日減算に該当する場合

A100 一般病棟入院基本料		急性期一般入院料6月平均夜勤時間超過減算	60点
急性期一般入院料1	84点	急性期一般入院料6夜勤時間特別入院基本料	49点
急性期一般入院料1月平均夜勤時間超過減算	72点	地域一般入院料1	59点
急性期一般入院料1夜勤時間特別入院基本料	59点	地域一般入院料1月平均夜勤時間超過減算	50点
急性期一般入院料2	82点	地域一般入院料1夜勤時間特別入院基本料	41点
急性期一般入院料2月平均夜勤時間超過減算	70点	地域一般入院料2	59点
急性期一般入院料2夜勤時間特別入院基本料	58点	地域一般入院料2月平均夜勤時間超過減算	50点
急性期一般入院料3	78点	地域一般入院料2夜勤時間特別入院基本料	41点
急性期一般入院料3月平均夜勤時間超過減算	67点	地域一般入院料3	50点
急性期一般入院料3夜勤時間特別入院基本料	55点	地域一般入院料3月平均夜勤時間超過減算	43点
急性期一般入院料4	73点	地域一般入院料3夜勤時間特別入院基本料	35点
急性期一般入院料4月平均夜勤時間超過減算	62点	特別入院基本料	31点
急性期一般入院料4夜勤時間特別入院基本料	51点	A105 専門病院入院基本料	
急性期一般入院料5	73点	7対1入院基本料	85点
急性期一般入院料5月平均夜勤時間超過減算	62点	10対1入院基本料	71点
急性期一般入院料5夜勤時間特別入院基本料	51点	13対1入院基本料	60点
急性期一般入院料6	70点		

6 診断群分類区分等に変更があった場合等の取扱い

　診療報酬の請求方法は，患者の退院時に決定された請求方法により，１入院において統一するものとされていますが，入院当初は診断群分類点数表により算定していた患者が，退院時には医科点数表により算定することとなった場合など，入院期間内に診療報酬の請求方法が複数存在する場合は，退院（ＤＰＣ算定対象となる病棟等以外の病棟に転棟する場合を含む）時に決定された請求方法により，必要な請求を行うものとされています。

●診断群分類区分が変更になった場合の取扱い

　退院の日に適用する診断群分類区分とその前日までに適用した診断群分類区分とが異なる場合には，退院の日の前月までに算定した額と同月までの退院の日に適用する診断群分類区分により算定した額との差額を，退院の日の月の分を算定する際に調整します。

　また，次の「調整日」（退院日を除く）に適用する診断群分類区分とその前日までに適用した診断群分類区分とが異なる場合には，調整日の前月までに算定した額と同月までの調整日に適用する診断群分類区分により算定した額との差額を，調整日の月の分を算定する際に調整します。

〈調整日〉

① 　次表の入院基本料・特定入院料にかかる届出を行っている病棟・病室で，診断群分類点数表により算定している患者が，これら以外の病棟・病室に転棟・転室する日の前日（A308-3地域包括ケア病棟入院料にかかる届出を行っている病棟・病室において，診断群分類点数表により算定している患者が，次表の入院基本料・特定入院料にかかる届出を行っている病棟・病室またはA308-3地域包括ケア病棟入院料にかかる届出を行っている病棟以外の病棟・病室へ転棟・転室する日の前日を含む）

A100一般病棟入院基本料	A301-4小児特定集中治療室管理料
A104特定機能病院入院基本料（一般病棟）	A302新生児特定集中治療室管理料
A105専門病院入院基本料	A302-2新生児特定集中治療室重症児対応体制強化管理料
A300救命救急入院料	A303総合周産期特定集中治療室管理料
A301特定集中治療室管理料	A303-2新生児治療回復室入院医療管理料
A301-2ハイケアユニット入院医療管理料	A305一類感染症患者入院医療管理料
A301-3脳卒中ケアユニット入院医療管理料	A307小児入院医療管理料

② 入院日Ⅲを超える日の前日

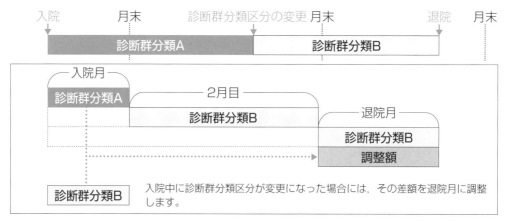

入院中に診断群分類区分が変更になった場合には，その差額を退院月に調整します。

● 「包括評価」から「包括評価対象外」へ変更された場合の取扱い

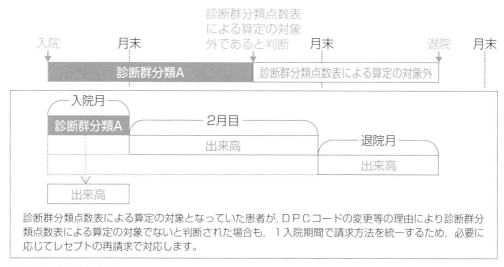

診断群分類点数表による算定の対象となっていた患者が，ＤＰＣコードの変更等の理由により診断群分類点数表による算定の対象でないと判断された場合も，１入院期間で請求方法を統一するため，必要に応じてレセプトの再請求で対応します。

● 「包括評価対象外」から「包括評価」へ変更された場合の取扱い

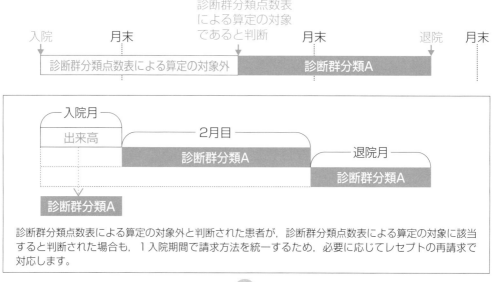

診断群分類点数表による算定の対象外と判断された患者が，診断群分類点数表による算定の対象に該当すると判断された場合も，１入院期間で請求方法を統一するため，必要に応じてレセプトの再請求で対応します。

● **同一傷病等による７日以内の再入院となった患者の取扱い**

初回入院と再入院をあわせて１入院とし，上記の取扱いに準じて取り扱います。

═══ Q & A ═══

Q1 　診断群分類区分の変更にともなう差額を調整する場合は，請求済みのレセプトの返戻，高額療養費の再計算などは必要ですか。

A1 　診断群分類点数表のみで算定する場合は，診断群分類点数表による請求額も月ごとに確定するため，請求済みのレセプトの返戻，高額療養費の再計算などは必要ありません。

Q2 　退院時に診断群分類区分が確定したときに，差額を調整する必要が生じた場合の一部負担金はどのようにすればよいですか。

A2 　差額の調整点数は退院月の請求点数と合算するため，その合算点数を基礎として一部負担金を計算します。

Q3 　一般病棟で包括評価により算定している途中で精神病棟等へ転棟し，その後，一般病棟へ転棟して再び包括評価により算定する場合には，入院期間の起算日は入院日ですか。

A3 　ＤＰＣ算定病棟以外の病棟からＤＰＣ算定病棟へ転棟した日を起算日とします。ただし，診断群分類区分の上２桁が同一である傷病で転棟日から起算して７日以内にＤＰＣ算定病棟へ再転棟した場合には，前回入院日を起算日とし，１入院とします。

Q4 　切迫早産で入院し診断群分類点数表により算定したのち，自費で分娩を行った患者が，分娩後に引き続き，分娩の合併症により診断群分類点数表により算定することとなった場合は，診断群分類点数表による算定の起算日は，分娩後の合併症により医療保険の適用となった日となるのですか。

A4 　そのとおりです。

Q5 　入院の途中で先進医療や治験等の評価療養の対象となった場合，包括評価の対象外となる時期はいつですか。また，その後先進医療や治験等を終了した場合は再び包括評価の対象となるのですか。

A5 　診療報酬の請求方法は，患者の退院時に決定された請求方法により１入院において統一するため，当該入院すべてを医科点数表により再請求します。

Q6 　臓器移植や治験等の実施を予定して入院し，前月は医科点数表により請求していたが，患者の容態の急変等により実施しないことが決定された場合には，どのように算定するのですか。

DPCの概要

診断群分類区分の決定

診断群分類番号の構成

診療報酬額の算定方法

請求とレセプトの記載

参考・付録

A6　診療報酬の請求方法は，患者の退院時に決定された請求方法により１入院において統一するため，退院時に診断群分類区分に該当する場合には，当該入院すべてをその診断群分類区分で再請求します。

Q7　入院中にあらたに高額薬剤として告示された薬剤を，その入院中に投与する場合，どの時点から包括評価の対象外となるのですか。

A7　診療報酬の請求方法は，患者の退院時に決定された請求方法により１入院において統一するため，投与時点で高額薬剤として告示されている場合は，入院期間すべてを医科点数表により算定します。

Q8　診断群分類区分の決定が請求時から患者の退院時に変更となりましたが，月をまたいで入院する場合は，各月の請求時にいったん，診断群分類区分の決定を行い請求してよいですか。

A8　そのとおりです。なお，手術等が行われていない場合であっても，予定がある場合には手術あり等の診断群分類区分を選択し請求しても差し支えありませんが，退院時までに予定された手術が行われなかった結果，退院時に決定された請求方法が異なる場合は，請求済みのレセプトを取り下げたうえで手術なしの分岐により再請求をします。

7　同一傷病等での再入院にかかる取扱い

　ＤＰＣ算定対象となる病棟等に入院していた患者（A308-3の地域包括ケア病棟入院料１から４までおよび地域包括ケア入院医療管理料１から４までのいずれかを算定する病棟または病床において診断群分類点数表により算定する患者を含む）が，当該病棟等より退院した日の翌日または転棟した日から起算して７日以内にＤＰＣ算定対象となる病棟等（A308-3の地域包括ケア病棟入院料１から４までおよび地域包括ケア入院医療管理料１から４までのいずれかを算定する一般病棟を含む）に再入院した場合について，次の「同一傷病等」に該当する場合は，その再入院は前回入院と一連の入院とみなされ，その再入院の入院期間の起算日は初回の入院日となります。再入院には，ＤＰＣ算定対象とならない病棟へ転棟したあとの再転棟または特別な関係にある保険医療機関に再入院した場合を含みます。

　なお，退院期間は入院期間として算入しませんが，ＤＰＣ算定対象とならない病棟への転棟期間は入院期間として算入します。

〈同一傷病等〉

① 直近のDPC算定対象となる病棟等に入院していたときの「医療資源を最も投入した傷病名」と再入院のときの「入院の契機となった傷病名」の診断群分類の上2桁が同一である場合または直近のDPC算定対象となる病棟等に入院していたときの「医療資源を最も投入した傷病名」と再入院のときの「医療資源を最も投入した傷病名」の診断群分類の上6桁が同一である場合

> **分類不能コード**
> ICD-10コードのうち，R05咳，R06.0呼吸困難等の診断群分類番号の上6桁に対応しないもの（35頁参照）。

② 再入院のときの「入院の契機となった傷病名」に，定義テーブルにおいて診断群分類ごとに定める「医療資源を最も投入した傷病名」欄に掲げるICDコード以外のICDコードを選択した場合（分類不能コードを使用した場合）または診断群分類「180040手術・処置等の合併症」に定義されるICDコードを選択した場合

また，直近の入院における「医療資源を最も投入した傷病名」と再入院時の「入院の契機となった傷病名」の診断群分類の上2桁が異なり同一傷病等の一連の入院に該当しないにもかかわらず，直近の入院のときの「医療資源を最も投入した傷病名」と再入院のときの「医療資源を最も投入した傷病名」の診断群分類の上2桁が同一である場合は，再入院のときの「入院の契機となった傷病名」にかかる治療内容と経過について，レセプトの摘要欄に記載します。

●悪性腫瘍にかかる計画的な化学療法を実施する際の再入院について

あらかじめ再入院することが決まっており，再入院時の「医療資源を最も投入した傷病名」が悪性腫瘍であり，かつ，化学療法（33頁参照）にかかる診断群分類区分（いわゆる「化学療法あり」の診断群分類区分を含む）に該当する場合は，前記の同一傷病等による7日以内の再入院に該当する場合であっても一連の入院とはみなさず，入院期間の起算日は再入院した日とします。この場合，化学療法の実施日（予定日）およびレジメンを含む化学療法の概要をレセプトの摘要欄に記載します。なお，この取扱いは再

DPCの概要

診断群分類区分の決定

診断群分類番号の構成

診療報酬額の算定方法

請求とレセプトの記載

参考・付録

転棟の場合には適用されません。

● **再入院時に算定できない加算等について**

　A200-2急性期充実体制加算，A204-2臨床研修病院入院診療加算，A205救急医療管理加算，A205-2超急性期脳卒中加算，A205-3妊産婦緊急搬送入院加算，A206在宅患者緊急入院診療加算，A212超重症児（者）入院診療加算・準超重症児（者）入院診療加算，A231-3依存症入院医療管理加算，A232がん拠点病院加算，A234-3患者サポート体制充実加算，A236-2ハイリスク妊娠管理加算，A237ハイリスク分娩等管理加算（「1」ハイリスク分娩管理加算に限る），A243-2バイオ後続品使用体制加算，A246入退院支援加算（入退院支援加算1を除く），A246-3医療的ケア児（者）入院前支援加算，A247-2せん妄ハイリスク患者ケア加算，A253協力対象施設入所者入院加算，B004退院時共同指導料1，B005退院時共同指導料2，B006-3退院時リハビリテーション指導料，B011-6栄養情報連携料，B014退院時薬剤情報管理指導料およびB015精神科退院時共同指導料の費用は，次に該当する場合を除き，再入院時には算定することができません。

① 　退院後，いったん治癒しまたは治癒に近い状態となり，その後再発して当該保険医療機関または特別の関係にある保険医療機関に入院した場合

② 　退院の日から起算して3月を超える期間，診断群分類区分の上6桁が同一の場合について，いずれの保険医療機関に入院することなく経過したあとに，当該保険医療機関または特別の関係にある保険医療機関に入院した場合

● **同一傷病等での再入院にかかる特定入院料にかかる加算の取扱い**

　同一傷病等による7日以内の再入院にあたっての特定入院料にかかる加算については，前回入院と一連の入院とみなした日数を限度日数とします。

● **7日以内の再入院（再転棟）における入院期間として算入する日数の取扱い**

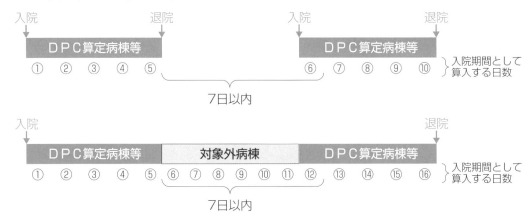

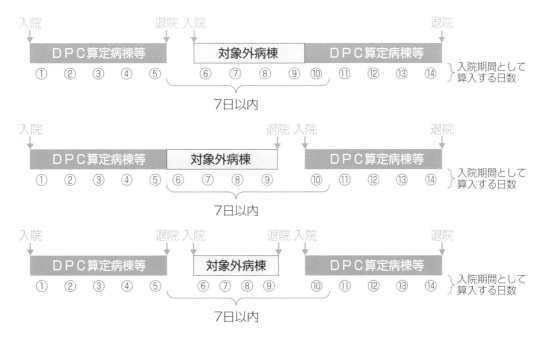

●再入院後に診断群分類区分の変更があった場合等の取扱い

① 同一月内の入退院（診断群分類区分は同一）の場合

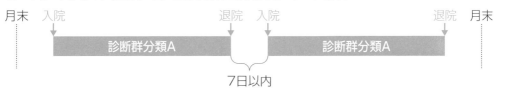

2回目の再入院は，1回目の入院日から起算した日数により点数を算定します。ただし，退院していた日数は入院期間として算入しません（転棟していた期間は入院期間として算入します）。

② 同一月内の入退院（再入院時に診断群分類区分を変更）の場合

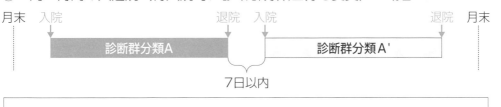

同一月内であれば，変更後の診断群分類区分で請求します。

DPCの概要

診断群分類区分の決定

診断群分類番号の構成

診療報酬額の算定方法

請求とレセプトの記載

参考・付録

③ 複数月の入退院（入院中の診断群分類区分は同一）の場合

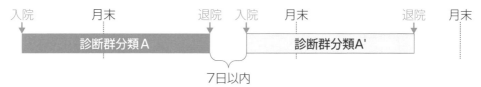

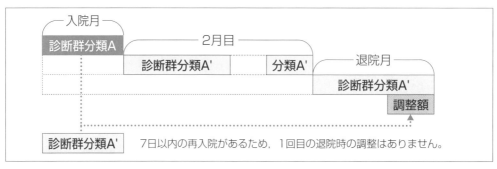

④ 複数月の入退院（再入院後に診断群分類区分を変更）の場合

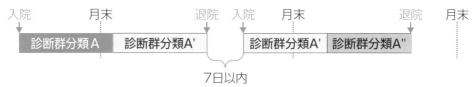

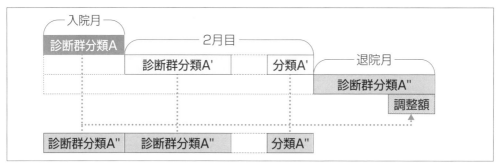

Q & A

Q1 一連の入院とみなす7日以内の再入院は，「診断群分類区分の上2桁が同一の場合」とされていますが，再入院時の入院期間における「医療資源を最も投入した傷病名」が決定したのちに，一連かどうかを判断することになるのですか。

A1 以下のような7日以内の再入院については「一連」とみなします。

　① 再入院時の「入院の契機となった傷病名」から決定される診断群分類区分の上2桁と前回入院の「医療資源を最も投入した傷病名」から決定される診断群分類区分の上2桁が一致する場合

　② 再入院時と前回入院の「医療資源を最も投入した傷病名」から決定され

る診断群分類区分の上６桁が一致する場合

③　再入院時の「入院の契機となった傷病名」に，定義テーブルにおいて診断群分類ごとに定める「医療資源を最も投入した傷病名」欄に掲げるＩＣＤコード以外のＩＣＤコードまたは診断群分類「180040手術・処置等の合併症」に定義されるＩＣＤコードを選択した場合

Q2　①DPC算定病棟（診断群分類点数表により算定）→②地域包括ケア病棟入院料１から４までまたは地域包括ケア入院医療管理料１から４までのいずれかを算定する病棟または病床に転棟または転室（引き続き診断群分類点数表により算定）→③退院→④DPC算定病棟に再入院した事例において，どの時点を起算日として，「７日以内」の再入院であるかを判断することになりますか。

A2　②において，引き続き診断群分類点数表により算定していることから，退院日の翌日から起算して７日以内かどうかで判断します。

Q3　同一傷病に該当するかどうかは前回入院の「医療資源を最も投入した傷病名」と再入院の「入院の契機となった傷病名」の診断群分類区分の上２桁が同一であるかによって判断するとされていますが，次の事例も一連とみなすのですか。
（例）半月板損傷（160620）で入退院後，７日以内に上腕骨骨折（160730）で入院

A3　そのとおりです。

Q4　一度目の入院時に医科点数表のＡ300救命救急入院料を上限日数に満たない日数分算定し，診断群分類区分の上２桁が同一である傷病名で退院後７日以内に再入院した場合において，救命救急入院料の算定可能な病室に入室した際は，上限日数までＡ300救命救急入院料を算定できますか。

A4　１回の入院期間とみなし，算定できません。特定入院料の算定の可否については医科点数表における取扱いと同じです。

Q5　診断群分類区分の上２桁が同一である傷病名で７日以内に再入院した場合は，退院してから再入院するまでの期間の日数は入院期間として算入しませんが，医科点数表のＡ307小児入院医療管理料を継続して算定する場合，その期間中の日数はＡ307小児入院医療管理料にかかる期間として算入しないのですか。

A5　そのとおりです。

Q6　一度目の入院期間中に，入院日Ⅲを超えて退院したのち，診断群分類区分の上２桁が同一である傷病名で７日以内に再入院した場合，どのように算定すればよいですか。

A6　「一連」の入院とみなし，傷病名・処置等を勘案し，退院時に１つの診断群分

類区分を決定し算定します。

Q7 一度目のＤＰＣ算定対象となる病棟に入院していた期間中に入院日Ⅲを超えたのち，ＤＰＣ算定対象とならない病棟へ転棟し，診断群分類区分の上２桁が同一である傷病名で７日以内に再度ＤＰＣ算定対象となる病棟に転棟した場合，どのように算定しますか。

A7 「一連」の入院とみなし，傷病名・処置等を勘案し，退院時に１つの診断群分類区分を決定し算定します。

Q8 ＤＰＣ対象病院から特別の関係であるＤＰＣ対象病院に診断群分類区分の上２桁が同一である傷病で転院した場合または７日以内に再入院した場合は，一連の入院とみなすのですか。

A8 そのとおりです。なお，この場合は，レセプトの出来高欄に「特別」と記載します。また，レセプトの今回入院日欄に一連の入院とみなした入院年月日を記載し，摘要欄に「特別」と記載します。

Q9 診断群分類区分の上２桁が同一である傷病で退院日の翌日から起算して７日以内に再入院した場合は，前回入院の退院時処方を算定することができますか。

A9 退院中に使用した分に限り算定することができます。ただし，退院日当日に診断群分類区分の上２桁が同一である傷病で再入院した場合は，算定できません。

Q10 包括評価の対象患者が，退院日に同一保険医療機関に再入院し，その再入院にかかる「医療資源を最も投入した傷病名」が前回入院時と異なる場合は，どのように取り扱えばよいのですか。

A10 たとえば，胃がんにより入院していた患者であって包括評価の対象であった患者が，退院日に事故に遭い再入院する場合など，退院時に予期できなかった状態や疾患が発生したことによるやむを得ない再入院については，新規の入院として取り扱い，その再入院日を入院期間の算定の起算日とします。ただし，その再入院について，再入院日の所定診断群分類点数表により包括される点数は算定できません。

Q11 ７日以内の再入院であって，前回の入院と今回の入院の「医療資源を最も投入した傷病名」がそれぞれ，「030011唾液腺の悪性腫瘍」，「030012上咽頭の悪性腫瘍」のように，診断群分類区分の上６桁が03001xとして同一となる場合は，「一連」の入院として取り扱うのですか。

A11 「一連」の入院として取り扱います。

その他の注意点

●外泊期間中の診療報酬算定の取扱い

　患者が外泊している期間は，出来高の点数表による算定方法と同じで，患者の入院している病棟について病院が届け出ている入院基本料の基本点数または特定入院料の15％（医科点数表Ａ308-3の地域包括ケア病棟入院料１から４までおよび地域包括ケア入院医療管理料１から４までのいずれかを算定する病棟または病床において診断群分類点数表により算定する患者については，一般病棟の入院基本料の基本点数の15％）を算定します。なお，精神および行動の障害の患者が治療のために外泊する場合は，その入院基本料の基本点数または特定入院料の30％を算定しますが，30％を算定することができる期間は，連続して３日以内，かつ，月（同一暦月）６日以内です。

　入院中の患者が在宅医療にそなえて一時的に外泊する場合で，その在宅医療に関する指導管理が行われた場合には，外泊期間中の点数にくわえて，医科点数表のＣ100退院前在宅療養指導管理料を外泊初日に１回に限り算定できます。

　なお，外泊期間は入院期間として算入します。

●医科点数表Ａ308-3の地域包括ケア入院医療管理料１から４までのいずれかを算定する病室に転室する場合等の取扱い

　ＤＰＣ算定対象となる病棟等から医科点数表のＡ308-3の地域包括ケア入院医療管理料１から４までにかかる届出を行っている病室（一般病棟に限る）に転室した場合，入院日Ⅲまでの期間は，引き続き転室前と同じ診断群分類区分により算定し，起算日は当該入院日とします。なお，診断群分類点数表により算定する期間は，Ａ308-3の地域包括ケア入院医療管理料１から４までを算定することはできません（入院日Ⅲを超えた日以降は，Ａ308-3の地域包括ケア入院医療管理料を算定しますが，その算定期間は当該病室に最初に入室した日から起算して60日間とされています）。

　また，ＤＰＣ算定対象となる病棟等に入院していた患者が退院の翌日から起算して７日以内にＡ308-3の地域包括ケア入院医療管理料１から４までのいずれかを算定する病室に再入院（転室）する場合は，「入院の契機となった傷病名」の診断群分類を決定しレセプトの摘要欄に記載します。その再入院（転室）が同一傷病等での再入院に該当する場合は，一連の入院として直近のＤＰＣ算定対象となる病棟等において算定した診断群分類区分と同じ区分により引き続き算定することとし，起算日は初回の入院日とします。

　なお，同一傷病等での再入院に該当しない場合は，Ａ308-3地域包括ケア入院医療管理料１から４までを算定する病室への再入院（転室）となった際の「入院の契機とな

った傷病名」にかかる治療内容および経過について，レセプトの摘要欄に記載します。

● **医科点数表Ａ308-3の地域包括ケア病棟入院料１から４までのいずれかを算定する病棟に転棟する場合等の取扱い**

　ＤＰＣ算定対象となる病棟等から医科点数表Ａ308-3の地域包括ケア病棟入院料１から４までにかかる届出を行っている病棟（一般病棟に限る）に転棟した場合，入院日Ⅱまでの期間は，引き続き転棟前と同じ診断群分類区分により算定し，起算日は当該入院日とします。ただし，入院期間Ⅲにおいて，Ａ308-3の地域包括ケア病棟入院料１から４までにかかる届出を行っている病棟に転棟した場合は，転棟した日から医科点数表により算定します。なお，診断群分類点数表により算定する期間は，Ａ308-3の地域包括ケア病棟入院料１から４までを算定することはできません。（入院日Ⅱを超えた日以降は，Ａ308-3の地域包括ケア病棟入院料を算定しますが，その算定期間は当該病棟に最初に入棟した日から起算して60日間とされています）

　また，ＤＰＣ算定対象となる病棟等に入院していた患者が退院の翌日から起算して７日以内にＡ308-3の地域包括ケア病棟入院料１から４までを算定する病棟に再入院（転棟）する場合であって，同一傷病等での再入院に該当する場合は，入院日Ⅱまでの期間は一連の入院として直近のＤＰＣ算定対象となる病棟等において算定した診断群分類区分と同じ区分により算定することとし，起算日は初回の入院日とします。この場合において，「入院の契機となった傷病名」の診断群分類をレセプトの摘要欄に記載します。

　なお，ＤＰＣ算定対象となる病棟等に入院していた患者が退院の翌日から起算して７日以内にＡ308-3の地域包括ケア病棟入院料１から４までを届け出る病棟に再入院（転棟）する場合であって，同一傷病等での再入院に該当しない場合は，Ａ308-3の地域包括ケア病棟入院料１から４までを届け出る病棟への再入院（転棟）となった際の「入院の契機となった傷病名」にかかる治療内容および経過について，レセプトの摘要欄に記載します。

● **退院時処方の取扱い**

　退院時に，退院後に在宅で使用するために薬剤を処方した場合は，薬剤料のみ出来高の点数表により算定することができます。

● **入院患者にかかる対診・他医療機関受診の取扱い**

　診療上必要があり，入院患者に対してほかの保険医療機関の保険医の立合診察（対診）が行われた場合における診療の費用（初・再診料および往診料を除く）は，入院しているＤＰＣ対象病院の保険医が行った診療の費用と同様に取り扱い，入院しているＤＰＣ対象病院において算定します。

　また，入院患者がほかの保険医療機関を受診し診療が行われた場合における診療の費

用も対診の場合と同様に，入院しているＤＰＣ対象病院において算定します。

　なお，これらの場合の保険医療機関間での診療報酬の分配は，相互の合議に委ねられています。

● 月平均入院患者数が病床数の100分の105以上の病院または医療法に規定する医師等の員数を満たさない場合の取扱い

　次に該当する場合は，その月の翌月から医科点数表により算定します。その後，①については，月平均入院患者数が病床数の100分の105未満となった場合，②については，医師等の員数が医療法で規定されている医師等の員数の100分の70を超えた場合は，その月の翌月から再度診断群分類点数表により算定します。なお，再度診断群分類点数表により算定することとなった場合の入院期間の算定の起算日は，入院の日となります。

① 　月平均の入院患者数が，医療法の規定にもとづき許可をうけ，もしくは届出をし，または承認をうけた病床数の100分の105以上となった場合

② 　医師等の員数が，医療法の規定により有しなければならないこととされている員数の100分の70以下となった場合

● 「120290産科播種性血管内凝固症候群」・「130100播種性血管内凝固症候群」（ＤＩＣ）の請求の取扱い

　ＤＩＣによって請求する場合は，一連の入院の中で医療資源を最も投入した傷病がＤＩＣであることについて，より的確な審査を行うために，症状詳記をレセプトの摘要欄に記載します（症状詳記の内容は128頁参照）。

● 持参薬の取扱い

　入院患者に対して使用する薬剤は，入院する病院において入院中に処方することが原則となっています。入院が予定されている場合に，その入院の契機となる傷病の治療にかかるものとして，あらかじめその病院やほかの病院等で処方された薬剤を患者に持参させ，その病院が使用することは特別な理由がない限り認められません。特別な理由とは，単に病院や医師等の方針によるものではなく，個々の患者の状態等に応じた個別具体的な理由であることが必要です。なお，やむを得ず患者が持参した薬剤を入院中に使用する場合においては，その特別な理由をカルテに記載します。

Q & A

Q1　外来で受診したのち，ただちに入院した患者について初診料または再診料を算定できますか。また，この場合，外来受診時に実施した検査や画像診断の費用を別に出来高の点数表により算定できますか。

ＤＰＣの概要　診断群分類区分の決定　診断群分類番号の構成　診療報酬額の算定方法　請求とレセプトの記載　参考・付録

A1 初診料は算定できますが，再診料または外来診療料（時間外加算等を除く）は算定できません。また，検査や画像診断の費用は包括評価の範囲に含まれており，別に出来高の点数表により算定はできません。

Q2 ＤＰＣ算定病棟に入院中の患者について，ほかの保険医療機関に依頼して検査・画像診断（ＰＥＴ・ＭＲＩ等）のみを行った場合の診療報酬については，ほかの保険医療機関では算定できず，合議のうえで精算することとしてよいですか。

A2 よいです。

Q3 外来で検体検査判断料などの月１回のみ算定することとなっている点数であって，診断群分類点数表により包括されているものを算定したのち，同じ月に入院となり診断群分類点数表による算定を行った場合に，入院前に実施した月１回のみ算定することとなっている点数（診断群分類点数表により包括される点数に限る）については，算定できますか。

A3 算定できます。

Q4 月の前半が包括評価，月の後半が出来高の点数表による評価（または外来）で，月の前半と後半に１回ずつ医科点数表のＤ208心電図検査を実施した場合，心電図検査の費用は全額算定できますか。また，そのほかの生体検査やＣＴ，ＭＲＩなどについても同様ですか。

A4 いずれも，当該検査等の実施回数により減算したうえで算定します。

Q5 退院時処方は，「退院後に在宅において使用するために薬剤を退院時に処方すること」とありますが，転院先で使用するために薬剤を処方する場合も退院時処方として出来高で算定できますか。

A5 算定できません。

Q6 入院中に処方した薬剤に残薬が生じた場合，在宅でも使用可能なものについては退院時処方として医科点数表により別に算定することができますか。

A6 残薬に相当する処方を中止したのち，改めて退院時処方として処方することで算定することができます。

Q7 退院の予定が決まっている患者に対して，退院日の前日または前々日に在宅で使用する薬剤を処方した場合，退院時処方として算定することができますか。

A7 土曜日・日曜日の退院で，退院日当日に薬剤部門の職員が休みであるなど正当な事情が認められる場合には算定することができます。ただし，予定していた退院が取りやめになったときには退院時処方の算定を取り下げる必要があります。

Q8 フォルテオ皮下注キット600μg」および「テリパラチドBS皮下注キット600μg「モチダ」」は，内容量が600μg，１回の使用量が20μgですが，28日用の製剤として薬価収載されています。入院時に１回分のみ使用する場合，フォル

テオ皮下注キット600μgおよびテリパラチドBS皮下注キット600μg「モチダ」の算定方法はどのようになりますか。

A8　フォルテオ皮下注キット600μgおよびテリパラチドBS皮下注キット600μg「モチダ」は28日用製剤であるため，それぞれの薬価を28（日分）で除したものを1日分（1回分）の薬剤料とします。

Q9　オスタバロ皮下注カートリッジ1.5mgは，内容量が1.5mg，1回の使用量が80μgですが，14日用の製剤として薬価収載されています。入院時に1回分のみ使用する場合，オスタバロ皮下注カートリッジ1.5mgの算定方法はどのようになりますか。

A9　オスタバロ皮下注カートリッジ1.5mgは14日用製剤なので，オスタバロ皮下注カートリッジ1.5mgの薬価を14（日分）で除したものを1日分（1回分）の薬剤料とします。

Q10　薬価を使用可能日数（回数）で除したものを1日分（1回分）の薬剤料として算定することとされている薬剤（「フォルテオ皮下注キット600μg」，「テリパラチドBS皮下注キット600μg「モチダ」」および「オスタバロ皮下注カートリッジ1.5mg」）を，入院中に処方した場合，入院中に使用しなかった分については，それに相当する日数分を退院時に処方したものとすることはできますか。

A10　入院中に使用しなかった分については，引き続き在宅で使用する分に限り，退院時に処方したものとして差し支えありません。

Q11　薬価を使用可能日数（回数）で除したものを1日分（1回分）の薬剤料として算定することとされている薬剤について，入院中に使用しなかった分については，引き続き在宅で使用する分に限り，それに相当する日数分を退院時に処方したものとして差し支えないこととされていますが，インスリン製剤や点眼薬等についても，同様の取扱いとなりますか。

A11　この取扱いは薬価を使用可能日数（回数）で除したものを1日分（1回分）の薬剤料として算定することとされている薬剤に限られます。

Q12　退院後に介護老人福祉施設に入所する場合は，退院時処方の薬剤料は別に算定できますか。

A12　算定できます。

Q13　ＤＰＣ算定病棟に入院中の患者がほかの保険医療機関を受診した場合，ほかの保険医療機関で行われたＤＰＣの包括対象外となる診療行為については，入院中の保険医療機関で出来高算定できるのですか。また，その診療行為がＤＰＣの包括範囲内となる場合はどうなりますか。

A13　ＤＰＣの包括対象外の場合は算定できますが，包括範囲内の場合は算定でき

ません。ただし，この場合の診断群分類区分の選定については，ほかの保険医療機関で行われた診療行為を含めて決定します。また，その診療行為にかかる費用の分配については，医療機関間の合議に委ねられています。

Q14 ＤＰＣ算定病棟に入院中の患者に対診を行った場合，入院中の保険医療機関においては施設基準の届出を行っていないが，ほかの保険医療機関で施設基準の届出を行っている診療行為については入院中の保険医療機関で出来高で算定できますか。

A14 算定できません。

Q15 ＤＰＣ算定病棟に入院中の患者がほかの保険医療機関を受診した場合であって，入院中の保険医療機関において施設基準の届出を行っていないが，ほかの保険医療機関で施設基準の届出を行っている診療行為が行われた場合は，入院中の保険医療機関で出来高で算定できますか。

A15 算定できます。なお，この場合の診断群分類区分の選定については，ほかの保険医療機関で行われた診療行為を含めて決定します。また，その診療行為にかかる費用の分配については，医療機関間の合議に委ねられています。

Q16 ＤＰＣ算定病棟に入院中の患者がほかの保険医療機関を受診した場合，外来でしか算定できない診療行為については，入院中の保険医療機関で出来高で算定することができますか。

A16 算定できません。

Q17 ＤＰＣ算定病棟に入院しているが，医科点数表により算定している患者が他医療機関を受診した場合，どのような取扱いとなりますか。

A17 ＤＰＣ算定病棟に入院している患者が，ほかの保険医療機関を受診し診療が実施された場合における診療の費用（対診が実施された場合の初・再診料および往診料は除く）は，当該保険医療機関の保険医が実施した診療の費用と同様に取り扱い，当該保険医療機関において算定します。なお，この場合の医療機関間での診療報酬の分配は相互の合議に委ねるものとします。ＤＰＣ算定病棟に入院している患者については，算定方法にかかわらず（診断群分類点数表・医科点数表のいずれにより算定していても）同じ取扱いです。また，ＤＰＣ算定病棟内にある病室単位で算定する特定入院料を算定する病床（例：地域包括ケア入院医療管理料）に入院している患者についても同じ取扱いです。

Q18 ＤＰＣ算定病棟に入院中の患者が他医療機関を受診し先進医療をうけた場合について，入院中の保険医療機関で請求し合議の上で精算することになるのですか。

A18 他医療機関で実施した診療行為にかかる費用のうち，保険給付の対象となる

ものは合議にて精算しますが，保険外の費用は合議の対象とはなりません。なお，先進医療をうけた患者については包括評価の対象外となるため注意が必要です。

DPCの概要

診断群分類区分の決定

診断群分類番号の構成

診療報酬額の算定方法

請求とレセプトの記載

参考・付録

診療報酬額の請求とレセプトの記載

　包括評価の対象となる患者の診療報酬額の請求は，出来高の点数表による請求と同じで毎月行いますが，出来高の診療報酬明細書（以下「出来高レセプト」）とは別に定められている包括評価用の診療報酬明細書（以下「ＤＰＣレセプト」。111頁参照）を使用します。ＤＰＣレセプトは，「包括評価部分」欄のほか出来高レセプトにはない患者基礎情報を記載する欄があるのが特徴で，この欄には診断群分類区分を決定するために必要な情報等を記載します。

　また，ＤＰＣレセプトの記載方法については，出来高レセプトの記載方法が「一般記載要領」によって決められているのと同様に，一般記載要領とは別に定められている「ＤＰＣ記載要領」により決められています。しかし，ＤＰＣレセプト特有の記載方法以外については，一般記載要領と同様に記載することとなっています。

　なお，ＤＰＣレセプトについては，ＤＰＣのコーディングが適切かどうかを確認できるようにするために，その診療行為の内容がわかる情報（コーディングデータ）もあわせて提出することとなっています（128頁参照）。

一般記載要領
「診療報酬請求書等の記載要領等について」（厚生労働省医療課長通知）のこと。
ＤＰＣ記載要領
「厚生労働大臣が定める病院の診療報酬請求書等の記載要領について」（厚生労働省医療課長通知）のこと。

〈出来高〉　　出来高レセプト　◀　一般記載要領

〈ＤＰＣ〉　　ＤＰＣレセプト　◀　ＤＰＣ記載要領

DPCレセプト

DPCの概要

診断群分類区分の決定

診断群分類番号の構成

診療報酬額の算定方法

請求とレセプトの記載

参考・付録

○ 診療報酬明細書
（医科入院医療機関別包括評価用）

令和　　年　　月分 ____ ____

都道府　医療機関コード
県番号

| | 1医科 | 1社・国 2公費 | 3後期 | 1 2 3 | 単独 2併 3併 | 1本入 3六入 5家入 | 7高入一 9高入7 | 様式第十 |

保険者
番号

給付割合 10 9 8 7（　）

被保険者証・被保険者
手帳等の記号・番号

（枝番）

| 公費負担者番号① | | | | 公費負担医療の受給者番号① | |
| 公費負担者番号② | | | | 公費負担医療の受給者番号② | |

氏名

1男 2女 1明 2大 3昭 4平 5令 ・ ・ 生

職務上の事由 1職務上 2下船後3月以内 3通勤災害

特記事項

保険医療機関の所在地及び名称 **❶**

❷ 分類番号
010010xx03x11x

診断群分類区分

脳腫瘍　頭蓋内腫瘍摘出術等
手術・処置等2　1あり　定義副傷病　あり

転

診療実日数

保険		日
公費①		日
公費②		日

❻

❼

❸ 傷病名
副傷病名

ICD
10

傷病名
副傷病名

帰

❹ 今回入院年月日　令和　　年　　月　　日

今回退院年月日　令和　　年　　月　　日

| **❽** 傷病情報 | 包括評価部分 | 1 93 | 6月診療分

入I　3,436×24＝82,446
入II　2,154× 4＝ 8,616
91,080×1.2063＝109,870

7月診療分

入II　2,154×19＝40,926
入III　1,831×12＝21,972
62,898×1.2063＝75,874

8月診療分

入III　1,831× 4＝ 7,324
7,324×1.2063＝ 8,835 | **❺** **⓫** |

❾ 入退院情報

❿ 患者基礎情報

診療関連情報

出来高部分

診療識別コード **Ⓑ**

負担区分コード **Ⓐ**

⓬

| ※高額療養費 | | 円 | ※公費負担点数 | 点 |
| 食事 | 基準 特別 食堂 | 円× 回 円× 回 円× 日 | ※公費負担点数 | 点 |

減・免・猶・I・II・3月超

療養の給付	保険	請　求　点	※　決　定　点	負担金額 円		保険	回	請　求　円	※　決　定　円	（標準負担額）円
			減額 割（円）免除・支払猶予						
	公費①	点 ※	点	円		公費①	回	円	円	円
	公費②	点 ※	点	円		公費②	回	円	円	円

＊　その他記載等の取扱いについて―**⓭**

1 「包括評価部分」欄の記載要領

●診断群分類区分の変更がない場合（基本形）

　ＤＰＣレセプトの⓫「包括評価部分」欄に，診断群分類点数表にもとづき，各月の算定式を記載します。入院月が複数月ある場合は，各月診療分を退院するまですべて記載します。

※　入院期間Ⅰ（入院日Ⅰ日以内）：入Ⅰ
　　入院期間Ⅱ（入院日Ⅰ日を超えⅡ日以内）：入Ⅱ
　　入院期間Ⅲ（入院日Ⅱ日を超えⅢ日以内）：入Ⅲ
　　１点未満については四捨五入

（例）　脳腫瘍　頭蓋内腫瘍摘出術等　手術・処置等2　1あり　定義副傷病　あり

	番号	以内	点	以内	点	以内	点
010010xx03x11x	21	24日	3,436	47日	2,154	120日	1,831

入院　1日〜　24日以内の24日間　　3,436点→入Ⅰ
入院25日〜　47日以内の23日間　　2,154点→入Ⅱ
入院48日〜120日以内の73日間　　1,831点→入Ⅲ

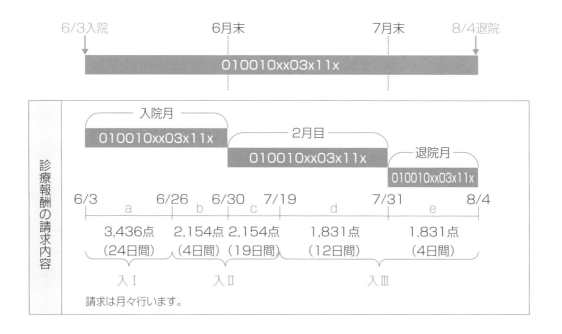

◇ 「8月診療分」の⓫「包括評価部分」欄

1	93	6月診療分 　入Ⅰ　3,436×24＝小計 … a 　入Ⅱ　2,154×　4＝小計 … b 　(a＋b)×6月医療機関別係数＝合計 7月診療分 　入Ⅱ　2,154×19＝小計 … c 　入Ⅲ　1,831×12＝小計 … d 　(c＋d)×7月医療機関別係数＝合計 8月診療分 　入Ⅲ　1,831×　4＝小計 … e 　e×8月医療機関別係数＝合計

（6〜8月の医療機関別係数が1.2063の場合）

	入Ⅰ　3,436×24＝82,464
	入Ⅱ　2,154×　4＝　8,616
6月診療分	(82,464＋8,616)×1.2063＝109,870
	入Ⅱ　2,154×19＝40,926
	入Ⅲ　1,831×12＝21,972
7月診療分	(40,926＋21,972)×1.2063＝75,874
	入Ⅲ　1,831×　4＝　7,324
8月診療分	7,324×1.2063＝　8,835

●診断群分類区分が変更になった場合

　退院月に適用する診断群分類区分が入院中の診断群分類区分と異なる場合は，ＤＰＣレセプトの⓫「包括評価部分」欄に記載した退院月の「診療分」の下段に「調整分」と記載し，その調整の調整点数を月ごとに記載します。そのうえで退院月の診療分と調整分の合計点数を「○月請求分」として記載します。

（例）　急性心筋梗塞（続発性合併症を含む。），再発性心筋梗塞　経皮的冠動脈形成術等　手術・処置等1　なし，1あり　手術・処置等2　なし　定義副傷病　なし→急性心筋梗塞（続発性合併症を含む。），再発性心筋梗塞　経皮的冠動脈形成術等　手術・処置等1　5あり　手術・処置等2　なしに変更の場合

050030xx03000x	番号	以内	点	以内	点	以内	点
	683	5日	3,103	11日	2,201	30日	1,871

入院　1日〜　5日以内の　5日間　3,103点→入Ⅰ
入院　6日〜11日以内の　6日間　2,201点→入Ⅱ
入院12日〜30日以内の19日間　1,871点→入Ⅲ

050030xx0350xx	番号	以内	点	以内	点	以内	点
	691	7日	3,134	14日	2,223	30日	1,890

入院　1日〜　7日以内の　7日間　3,134点→入Ⅰ
入院　8日〜14日以内の　7日間　2,223点→入Ⅱ
入院15日〜30日以内の16日間　1,890点→入Ⅲ

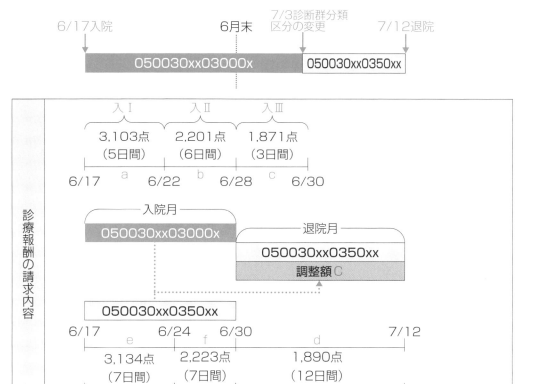

◇ 「7月診療分」の⓫「包括評価部分」欄

		6月診療分
		入Ⅰ　3,103×　5＝小計 … a
		入Ⅱ　2,201×　6＝小計 … b
		入Ⅲ　1,871×　3＝小計 … c
		（a＋b＋c）×6月医療機関別係数＝合計 … A
		7月診療分
		入Ⅲ　1,890×12＝小計 … d
		d ×7月医療機関別係数＝合計 … B
		調整分
		入Ⅰ　3,134×　7＝小計 … e
		入Ⅱ　2,223×　7＝小計 … f
		（(e＋f)×6月医療機関別係数)－A＝小計 … C
1	93	7月請求分　B＋C＝合計

（6〜7月の医療機関別係数が1.2063の場合）

入Ⅰ　3,103× 5=15,515
入Ⅱ　2,201× 6=13,206
入Ⅲ　1,871× 3= 5,613
6月診療分　(15,515+13,206+5,613)×1.2063=41,417
入Ⅲ　1,890×12=22,680
7月診療分　22,680×1.2063=27,359
入Ⅰ　3,134× 7=21,938
入Ⅱ　2,223× 7=15,561
調整分　((21,938+15,561)×1.2063)−41,417=3,818
7月請求分　　　　　　　27,359+3,818=31,177

◆　診断群分類区分の変更等による診療報酬額の調整において，その月の請求がマイナスになった場合（マイナスレセプト）の取扱いは，次のように行うこととされている。
① 窓口での払戻方法
　マイナスレセプトについては，そのマイナスの診療報酬額の一部負担金相当額を窓口で払い戻す。ただし，後期高齢者医療については，払戻金の上限を患者負担限度額とし，公費負担医療については，窓口での払い戻しは発生しない。窓口での払戻金は10円単位で行う。
② 「負担金額」の欄には，一般記載要領どおり記載する。

●月の途中で公費認定が行われ負担区分が変更となった場合

　月の途中で公費認定が行われた場合は，ＤＰＣレセプトの⓫「包括評価部分」欄に「公費認定○日」などのように，月途中で負担区分が変更となった旨を記載し，負担区分ごとに端数処理した結果を合計としてそれぞれ記載します。なお，入院期間の内訳は116頁の①の記載方法を基本としますが，入院期間の内訳を負担区分ごとにわけて記載することがシステム的に困難な場合は，②の記載方法でもよいことになっています。

（例）　月途中から公費が認定され，退院時に診断群分類の適用が変更となった場合
　　　6月 1日　　　入院　　　　　　医療保険単独
　　　6月27日　　　公費認定　　　　医療保険と公費負担医療の併用
　　　7月10日　　　退院（退院時にAからBへ診断群分類区分を変更）

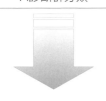

A診断群分類

以内	点	以内	点	以内	点
16日	3,166	33日	2,364	60日	2,009

入院 1日～16日以内の16日間　3,166点→入Ⅰ
入院17日～33日以内の17日間　2,364点→入Ⅱ
入院34日～60日以内の27日間　2,009点→入Ⅲ

B診断群分類

以内	点	以内	点	以内	点
20日	3,113	41日	2,320	90日	1,972

入院 1日～20日以内の20日間　3,113点→入Ⅰ
入院21日～41日以内の21日間　2,320点→入Ⅱ
入院42日～90日以内の49日間　1,972点→入Ⅲ

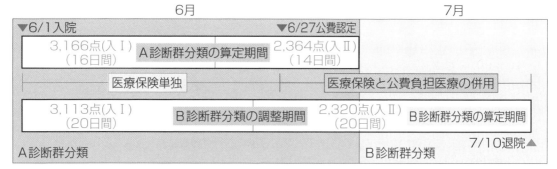

◇ 「6月診療分」の⓫「包括評価部分」欄（医療機関別係数1.0636）

① 負担区分ごとに入院期間の内訳と合計を記載

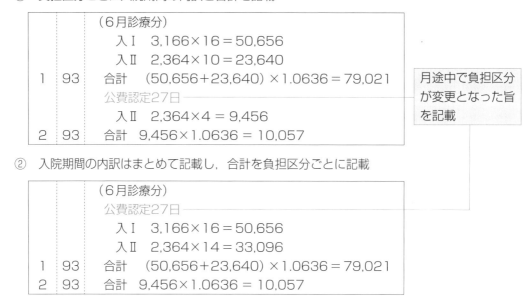

② 入院期間の内訳はまとめて記載し，合計を負担区分ごとに記載

		（6月診療分）
		公費認定27日
		入Ⅰ　3,166×16＝50,656
		入Ⅱ　2,364×14＝33,096
1	93	合計　（50,656＋23,640）×1.0636＝79,021
2	93	合計　9,456×1.0636＝10,057

　退院月において調整する場合の計算および記載は，退院月における調整時点の負担区分により調整し，117頁の③の方法により記載します。

　なお，過去の請求情報（6月診療分）の記載において，合計を負担区分ごとにわけて記載することがシステム的に困難な場合は，117頁の④の記載方法でもよいことになっています。

　ただし，この場合の調整分の計算および記載において，過去の請求情報の合計が，端数処理の関係から負担区分ごとに算出した合計と異なる場合は，負担区分ごとに算出した合計にもとづき調整し，その内容を記載します。

◇ 「7月診療分」の⓫「包括評価部分」欄（医療機関別係数1.0636）

③ 過去の請求情報に，負担区分ごとの合計を記載

（6月診療分）
　　入Ⅰ　3,166×16 = 50,656
　　入Ⅱ　2,364×10 = 23,640
合計　（50,656＋23,640）×1.0636 = 79,021
公費認定27日
　　入Ⅱ　2,364×4 = 9,456
合計　9,456×1.0636 = 10,057

（7月診療分）
　　入Ⅱ　2,320×10 = 23,200
合計　23,200×1.0636 = 24,676

（6月調整分）
　　入Ⅰ　3,113×20 = 62,260
　　入Ⅱ　2,320×10 = 23,200
合計　（62,260＋23,200）×1.0636 = 90,895
調整分　90,895－（79,021＋10,057）= 1,817

（7月請求分）
2 | 93 | 合計　24,676＋1,817 = 26,493

> 調整時点の負担区分「2」により，6月診療分すべてを調整

④ 過去の請求情報として合計をまとめて記載

（6月診療分）
公費認定27日
　　入Ⅰ　3,166×16 = 50,656
　　入Ⅱ　2,364×14 = 33,096
合計　（50,656＋33,096）×1.0636 = 89,079
　　　　　　　　　　　　　　　→89,078

（7月診療分）
　　入Ⅱ　2,320×10 = 23,200
合計　23,200×1.0636 = 24,676

（6月調整分）
　　入Ⅰ　3,113×20 = 62,260
　　入Ⅱ　2,320×10 = 23,200
合計　（62,260＋23,200）×1.0636 = 90,895
調整分　90,895－89,078 = 1,817

（7月請求分）
2 | 93 | 合計　24,676＋1,817 = 26,493

> ③合計を負担区分ごとに算出した点数
> 89,078
> ④合計をまとめて算出した点数
> 89,079
>
> ③と④で点数が異なる場合は，③により算出した点数を記載

２ ＤＰＣレセプト記載要領の一般的事項

●同一月に出来高とＤＰＣのレセプトが生じる場合等（総括表の作成）

ア　同一月に診断群分類点数表により算定する日と出来高の点数表により算定する日がある場合は，ＤＰＣレセプトを総括表とし，出来高の入院レセプトかＤＰＣレセプトまたはこれらのレセプトと同じ大きさの用紙を続紙として添付し，１件のレセプトを作成します。

　　この場合，総括表の記載方法は，❶「保険医療機関の所在地及び名称」欄についてはＤＰＣ記載要領と同様に記載（119頁参照）し，「療養の給付」欄および「食事療養」欄にそのレセプト１件の請求額等の合計額がわかるよう記載します。そのほか，総括表の「令和　年　月分」，「都道府県番号」，「医療機関コード」，「保険種別１」，「保険種別２」，「本人・家族」，「保険者番号」，「給付割合」，「被保険者証・被保険者手帳等の記号・番号」，「公費負担者番号①」，「公費負担者番号②」，「公費負担医療の受給者番号①」，「公費負担医療の受給者番号②」，「氏名」，「職務上の事由」，「特記事項」，「診療実日数」欄の記載方法は，一般記載要領と同様です。

イ　診断群分類区分に該当しないと判断された患者等，診断群分類点数表により診療報酬を算定しない患者については，出来高の点数表により算定することとなった理由を出来高レセプトの「摘要」欄の最上部に記載し，その患者のうち，次に該当するものに限り，あわせてＤＰＣコードを記載します。

・高額薬剤を投与される患者（17頁の表の②参照）

・診断群分類点数表に定める入院日Ⅲを超えた患者

・医科点数表算定コードに該当した患者

・A308-3地域包括ケア病棟入院料を届け出る病棟に転棟した患者

　　なお，記載にあたっては，原則，「電子情報処理組織の使用による費用の請求に関して厚生労働大臣が定める事項及び方式並びに光ディスク等を用いた費用の請求に関して厚生労働大臣が定める事項，方式及び規格について」の規定により記載します。

ウ　同一月に診断群分類点数表により算定する入院医療が複数回ある場合は，アおよびイと同様に記載します。

　　なお，総括表の⓬「出来高部分」欄に入院医療が複数回となった理由を記載します。

エ　アおよびウの場合において，「食事療養」欄の「減・免・猶・Ⅰ・Ⅱ・３月超」のいずれかに○をする場合には，総括表およびＤＰＣレセプトのいずれにも○をし

ます。

●ほかの保険医療機関の外来を受診した場合

　入院中にやむを得ずほかの保険医療機関の外来を受診した場合は，入院医療機関のDPCレセプトの⓬「出来高部分」欄に「他医療機関を受診した理由」，「診療科」，他医療機関の名称，所在都道府県名（都道府県番号でも可）および医療機関コードを記載します。また，ほかの保険医療機関で行われた診療行為等の近くに他と記載します。

●複数の傷病について診療をうけた場合

　同一の被保険者等が2以上の傷病について診療をうけた場合も，1件のDPCレセプトにあわせて記載します。

●保険者番号等に変更があった場合

　月の途中で保険者番号の変更があった場合は，保険者番号ごとに，それぞれ別のDPCレセプトを作成します。なお，月の途中にかかわらずこのような変更が生じ，別のDPCレセプトを作成する場合，変更前のDPCレセプトの⓬「出来高部分」欄および変更後のDPCレセプトの⓫「包括評価部分」欄には変更があったことがわかるように「社本より国保　○年○月○日」のように記載します。また，変更後のDPCレセプトに変更前のDPCレセプトの❽～❿「患者基礎情報」欄および⓫「包括評価部分」欄の内容を記載します。次の場合も同様です。

高齢受給者証や後期高齢者の被保険者証が月の途中に発行されること等により給付額を調整する必要がある場合
公費負担医療単独の場合で，公費負担者番号や公費負担医療の受給者番号の変更があった場合

━━ Q & A ━━

Q1　包括評価の対象患者に関する高額療養費の額はどのようにすればよいですか。

A1　高額療養費の額は，従来どおり，各月の請求点数に応じて計算します。

3　DPCレセプトの各欄の記載方法

　ここでは，DPCレセプトに付した番号（111頁参照）の順に，一般記載要領と同様とされる内容については触れず，DPC特有の記載方法についてのみ説明します。

DPCの概要　診断群分類区分の決定　診断群分類番号の構成　診療報酬額の算定方法　請求とレセプトの記載　参考・付録

❶「保険医療機関の所在地及び名称」欄

保険医療機関指定申請の際等に地方厚生（支）局長に届け出た所在地および名称を記載します。この場合，所在地とともに，連絡先電話番号を記載します。

❷「分類番号」欄および「診断群分類区分」欄

「分類番号」欄には診断群分類点数表の「診断群分類番号」を，「診断群分類区分」欄には「傷病名」，「手術名」，「手術・処置等1」，「手術・処置等2」，「定義副傷病」，「重症度等」の内容のうち該当するものをすべて記載します。

❸「傷病名」欄および「副傷病名」欄

「傷病名」欄には，診断群分類区分を決定する根拠となった「医療資源を最も投入した傷病名（医療資源を投入した傷病名が確定していない場合には入院の契機となった傷病名）」およびその対応するICDコードを5桁まで（5桁目が存在しない場合は4桁まで，4桁目が存在しない場合は3桁まで）を記載します。ICDコードの記載方法は以下同様です。

「副傷病名」欄には，定義副傷病名およびその対応するICDコードを記載します。

なお，傷病名については，原則として「電子情報処理組織の使用による費用の請求に関して厚生労働大臣が定める事項及び方式並びに光ディスク等を用いた費用の請求に関して厚生労働大臣が定める事項，方式及び規格について」の別添3に規定する傷病名を用います。また，別添3に規定する傷病名と同一の傷病でありながら名称が異なる傷病名については，「傷病名コードの統一の推進について」（医療課事務連絡）を参照し，原則として，傷病名コードに記載されたものを用います。

> 「電子情報処理組織の使用による費用の請求に関して厚生労働大臣が定める事項及び方式並びに光ディスク等を用いた費用の請求に関して厚生労働大臣が定める事項，方式及び規格について」
>
> 　レセプト電算処理システムによる電子レセプト請求を行う際に必要な傷病名等やそれらに付随するコードを統一的に定めたもの。平成14年からは，出来高の点数表による請求において，電子レセプト請求でなくても原則としてこの規定の「別添3」に定められている傷病名を用いることとされている。なお，この規定の「別添3」に定められている傷病名については，レセプト電算処理で用いるための「傷病名マスター」が「診療報酬情報提供サービス」で公開されている。

❹「今回入院年月日」欄

入院年月日（DPC算定対象となる病棟等以外の病棟からDPC算定対象となる病棟等に転棟した場合は転棟年月日）を和暦により記載します。また，退院時に診断群分類点数表により算定することとなった場合は，その入院の年月日を記載します。

なお，7日以内の再入院があった場合には前回入院と一連の入院とみなした入院年月日を記載します。また，特別の関係にある病院に診断群分類の上2桁が同一である傷病

で転院した場合または7日以内に再入院した場合も一連の入院とみなした入院年月日を記載し，あわせて⑫「出来高部分」欄に「特別」と記載します。

❺「今回退院年月日」欄

退院年月日を和暦により記載します。ただし，診断群分類点数表等による診療報酬額の算定を終了する場合には，その終了日を記載します。

なお，7日以内の再入院があった場合には，前回入院と一連の入院とみなした退院年月日を記載します。また，特別の関係にある病院に診断群分類の上2桁が同一である傷病で転院した場合または7日以内に再入院した場合も一連の入院とみなした退院年月日を記載し，あわせて⑫「出来高部分」欄に「特別」と記載します。

❻「診療実日数」欄

診療実日数は，入院日数を記載することとし，入院日および退院日は，それぞれ1日として数えます。また，7日以内の再入院があった場合には，その退院日の翌日から再入院の前日までの日数は診療実日数には含めません。

なお，その他の記載方法については，一般記載要領と同様の方法により記載します。

❼「転帰」欄

退院時における転帰については，次の状態に応じて，番号および状態を記載します。

状　態		番号および状態
医療資源を最も投入した傷病が	治癒したと判断される場合	1　治癒
	軽快したと判断される場合	2　軽快
	寛解したと判断される場合	3　寛解
	不変と判断される場合	4　不変
	増悪したと判断される場合	5　増悪
医療資源を最も投入した傷病による死亡の場合		6　死亡
医療資源を最も投入した傷病以外による死亡の場合		7　外死亡
DPC算定対象となる病棟等以外または入院日Ⅲを超えている等に該当し対象外となった場合		9　その他

「転帰」とは

　転帰とは，あくまで今回の入院時と比較してのものであり，必ずしも原疾患そのものに対してのものではない。したがって，今回の入院において，入院時と退院時を比較した結果によって転帰を判断する。

　さらに，退院時の判断によるものであるから，以後の転帰を保証するまたは考慮したものではない。たとえば，医師が退院時に転帰を判断したのち，それ以降，患者の状況が変化したとしても，退院時の転帰を覆すものではない。

治癒・軽快	疾患に対して治療行為を行い，改善，快復がみられたもの。
寛解	血液疾患などで根治療法を試みたが，再発のおそれがあり，あくまで一時的な改善をみたもの。
不変	疾患に対して改善を目的として治療を行ったが，それ以上の改善がみられず，不変と判断されたもの。ただし，検査のみを目的とした場合の転帰としては適用しない。
増悪	疾患に対して改善を目的として治療を行ったが，改善がみられず悪化という転帰をたどったもの。

---

❽「傷病情報」欄

　ア　「主傷病名」および「入院の契機となった傷病名」については必ず記載し，その他の事項については該当がある場合は下表の順に順次記載します。

項　　　目	記　　載	内　　　容
主傷病名	必須	医療資源の投入量の多寡にかかわらず，医師が医学的判断にもとづき決定した主傷病名を原則として1つ記載。
入院の契機となった傷病名		今回入院し治療する必要があると判断する根拠となった傷病名を1つ記載。
医療資源を2番目に投入した傷病名	該当がある場合は順次	医療資源を2番目に投入した傷病名を記載。
入院時併存傷病名		入院時に併存している傷病名（重要なものから最大4つまで記載。3つ以下の場合は記載傷病名のみとみなす）を記載。
入院後発症傷病名		入院後に発症した傷病名（重要なものから最大4つまで記載。3つ以下の場合は記載傷病名のみとみなす）を記載。

　イ　心身医学療法を算定する場合にあっては，たとえば「胃潰瘍（心身症）」のように，心身症による当該身体的傷病の次に「（心身症）」と記載します。なお，この際のＩＣＤコードは，身体的傷病に対応するコードによります。

　ウ　❼「転帰」欄に「7　外死亡」と記載した場合には，死亡診断書に記入した死因を記載し，傷病名の前に「死因」と明記します。

　※　「入院時併存傷病名」および「入院後発症傷病名」については，診断群分類区分の決定に影響をあたえない場合であっても，診療上重要な傷病名は，記載する必要

があります。この場合，出来高算定部分の記載内容にも配意しつつ，重要なものからそれぞれ最大４つまで記載します。

　なお，退院時処方の投与の原因となった傷病については，その❸「傷病名」欄に記載可能な傷病名数の範囲において，処方内容に配意しつつ，重要なものから記載します。

　また，傷病名については，原則として「電子情報処理組織の使用による費用の請求に関して厚生労働大臣が定める事項及び方式並びに光ディスク等を用いた費用の請求に関して厚生労働大臣が定める事項，方式及び規格について」の別添３に規定する傷病名を用いるとともに，あわせてＩＣＤコードを用います。さらに，別添３に規定する傷病名と同一の傷病でありながら名称が異なる傷病名については，「傷病名コードの統一の推進について」（医療課事務連絡）を参照し，原則として傷病名コードに記載されたものを用います。

❾「入退院情報」欄

「予定・緊急入院区分」については必ず記載し，その他の事項については該当がある場合は下表の順に順次記載します。

項　　目	記　　載	内　　容
ＤＰＣ算定対象となる病棟等以外の病棟移動の有無	該当がある場合は順次	ＤＰＣ対象外病棟へ転棟またはＤＰＣ対象外病棟からＤＰＣ算定対象となる病棟等へ転棟した場合は，「有」と記載。
予定・緊急入院区分	必須	あらかじめその医療機関に入院すること（入院日）が決まっていて，その日に入院した場合は「1　予定入院」，「1　予定入院」以外の場合は「2　緊急入院」と記載。なお，救急自動車またはドクターヘリにより搬入された場合は「3　緊急入院（2以外の場合）」と記載。
前回退院年月日	該当がある場合は順次	その医療機関において入院歴がある場合，前回の退院年月日を和暦で記載。なお，7日以内の再入院があった場合には前回入院を一連の入院とみなし，それ以前の退院年月日を記載。
前回同一傷病での入院の有無		その医療機関において，今回入院時の入院契機病名と前回入院時に最も医療資源を投入した傷病名が同一（診断群分類の上2桁が同一）である場合に「有」を記載。

⓾ 「診療関連情報」欄

　診断群分類区分を決定するために必要な，次の事項を定義テーブルの定めに従い記載します。

入院時年齢，出生時体重，入院時の妊娠週数，分娩時出血量，ＪＣＳ（Japan Coma Scale），Burn Index

「120170早産，切迫早産」においては「入院時の妊娠週数」，「120260分娩の異常」においては「分娩時出血量」

　（記載例）妊娠週数 32

手術，手術・処置等１，手術・処置等２について，名称（医科点数表において区分番号・名称が定められている場合には，その区分番号と名称）および実施日（実施予定として診断群分類区分を決定した場合には実施予定日）。なお，手術・処置等１および手術・処置等２において，同一の処置等が複数回実施された場合には，実施日に代えてその入院における処置等の開始日

診断群分類点数表における重症度等に該当する場合は，重症度等

① 「010060脳梗塞」においては，「発症時期」

② 「040080肺炎等」においては，「市中肺炎への該当の有無」と「A-DROPスコア」

　（記載例１）市中肺炎かつ15歳以上65歳未満

　　　　　　A-DROPスコア ０

　（記載例２）入院時年齢：20歳

　　　　　　市中肺炎

　　　　　　A-DROPスコア ０

③ 「050030急性心筋梗塞（続発性合併症を含む。），再発性心筋梗塞」，「050050狭心症，慢性虚血性心疾患」，「050130心不全」および「160800股関節・大腿近位の骨折」においては，「他の病院・診療所の病棟からの転院・転院以外」，「060300肝硬変（（胆汁性肝硬変を含む。）」においては「Child-Pugh分類」

⓫ 「包括評価部分」欄（詳細は「１　「包括評価部分」欄の記載要領」（112頁）を参照）

　ア　診断群分類点数表にもとづき，各月の算定式を記載します。

　イ　入院月が複数月ある場合は，退院するまでの各月診療分をすべて記載します。

　ウ　退院月に適用する診断群分類区分が入院中の診断群分類区分と異なる場合は，退院月の「診療分」の下段に「調整分」と記載し，その調整の調整点数を月ごとに記載します。そのうえで退院月の診療分と調整分の合計点数を「○月請求分」として記載します。

　エ　診療報酬改定日以降のＤＰＣレセプトについては，診療報酬改定日以前の請求月分までの算定式を省略してもよいことになっています。

　オ　外泊した場合は，「外泊」と記載し，外泊した日を記載します。また，連続した２日を超える場合は，外泊の開始日と終了日を「～」等で結ぶことにより記載してもよいことになっています。なお，算定にあたっては，⓬「出来高部分」欄に記載します。

カ　7日以内の再入院については，「7日以内の再入院までの日　○日，○日」，転棟した日から起算して7日以内の再転棟については，「7日以内の再転棟までの日　○日，○日」と記載します。なお，その診療年月の月末日に退院（転棟）したのち，翌月7日以内にその傷病名による再入院（転棟）を行う予定がある場合には，「翌月再入院（転棟）予定あり」と記載します。

⑫「出来高部分」欄

ア　算定した医科点数表における所定点数の名称および点数を記載しますが，その記載方法は一般記載要領と同様です。

イ　特定入院料の加算（「診療報酬額の算定方法」の「4　特定入院料の取扱い」（81頁）を参照）を算定した場合の記載方法は以下のように行います。

a　特定入院料の加算を算定した場合は，その項目名および点数を記載します。
なお，救命救急入院料を算定している患者，特定集中治療室管理料を算定している患者および小児入院医療管理料を算定している患者について加算がある場合は，それぞれの加算後の点数を記載します。

b　特定入院料にかかる名称，回数および点数以外の記載すべき事項等について，一般記載要領の別紙1の次のものを参照し，⑫「出来高部分」欄に記載します。

別表I「診療報酬明細書の「摘要」欄への記載事項等一覧（医科）」
別表II「診療報酬明細書の「摘要」欄への記載事項等一覧（薬価基準）」
別表III「診療報酬明細書の「摘要」欄への記載事項等一覧（検査値）」

なお，電子レセプトによる請求の場合，別表Iから別表IIIまでの「レセプト電算処理システム用コード」欄にコードが記載された項目については，「電子情報処理組織の使用による費用の請求に関して厚生労働大臣が定める事項及び方式並びに光ディスク等を用いた費用の請求に関して厚生労働大臣が定める事項，方式及び規格について」にもとづき，該当するコードを選択します。ただし，別表Iから別表IIIにおいて，令和6年6月1日適用の旨が表示されたコードについては，令和6年10月診療分以降に選択するものとしてよいこととなっています。

ウ　オンライン請求またはレセプト電算処理システムによる請求を行う場合については，請求する各点数の算定日ごとに回数を記録して請求しますが，各規定により⑫「出来高部分」欄に算定日（初回算定日および前回算定日等の，その請求月以外の算定日を除く）を記載することになっている点数については，その記録を省略することができます。

⑬その他記載等の取扱いについて

ア　直近の入院における「医療資源を最も投入した傷病名」と再入院時の「入院の契機となった傷病名」の診断群分類の上2桁が異なる場合であって，直近の入院時の

「医療資源を最も投入した傷病名」と再入院時の「医療資源を最も投入した傷病名」の診断群分類の上２桁が同一である場合は，再入院時の「入院の契機となった傷病名」にかかる治療内容と経過について⑫「出来高部分」欄に記載します。

イ　化学療法の実施日（予定日）および化学療法の概要を⑫「出来高部分」欄に記載します。

ウ　ＤＰＣ算定対象病院に入院していた患者が退院の翌日から起算して７日以内に地域包括ケア入院医療管理料を算定する病室に再入院（転室）する場合は，「入院の契機となった傷病名」の診断群分類を決定し，⑫「出来高部分」欄に記載します。

　　なお，その再入院（転室）が一連の入院に該当しない場合は，地域包括ケア入院医療管理料を算定する病室への再入院（転室）となった際の「入院の契機となった傷病名」にかかる治療内容および経過について「摘要」欄に記載します。

エ　ＤＰＣ算定病院に入院していた患者が退院の翌日から起算して７日以内に地域包括ケア病棟入院料を算定する病室に再入院（転棟）する場合は，「入院の契機となった傷病名」の診断群分類を決定し，⑫「出来高部分」欄に記載します。

　　なお，その再入院（転棟）が一連の入院に該当しない場合は，地域包括ケア病棟入院料を算定する病棟への再入院（転棟）となった際の「入院の契機となった傷病名」にかかる治療内容および経過について「摘要」欄に記載します。

オ　「医療資源を最も投入した傷病名」がU07.1（コロナウイルス感染症2019，ウイルスが同定されたもの）またはU07.2（コロナウイルス感染症2019，ウイルスが同定されていないもの）に該当し医科点数表にもとづき算定する場合，出来高レセプトの「摘要」欄に「U07.1」または「U07.2」と記載します。

カ　ＤＰＣレセプトの⑧「傷病情報」欄，⑨「入退院情報」欄，⑩「診療関連情報」欄，⑪「包括評価部分」欄および⑫「出来高部分」欄に書ききれない場合は，ＤＰＣレセプトまたはＤＰＣレセプトと同じ大きさの用紙に，診療年月，医療機関コード，患者氏名，保険種別（例：１社・国　１単独　１本入），保険者番号（公費負担医療のみの場合は第１公費の公費負担者番号），被保険者証・保険者手帳等の記号・番号（公費負担医療のみの場合は第１公費の公費負担医療の受給者番号）を記載したうえ，「傷病情報」欄，「入退院情報」欄，「診療関連情報」欄，「包括評価部分」欄，「出来高部分」欄の順に該当する所定の内容を記載し，続紙として，これをそのＤＰＣレセプトの次に重ね，左上端を貼り付けます。

キ　⑪「包括評価部分」欄および⑫「出来高部分」欄について，医療保険と公費負担医療の併用または公費負担医療と公費負担医療の併用の場合は，左側から負担区分，診療行為の診療識別の順に，該当する「負担区分コード番号」および「診療識別コード番号」を順次記載します（ＤＰＣレセプトのⒶおよびⒷに記載）。

ク ⑫「出来高部分」欄の記載については，それぞれの診療行為を診療識別コード番号の昇順に順次記載します。

Q & A

Q1　ＤＰＣレセプトの❸「副傷病名」欄には，該当する定義告示上の定義副傷病名を副傷病名と読み替えて記載するのですか。

A1　そのとおりです。

Q2　該当する定義告示上の定義副傷病名が複数存在する患者については，ＤＰＣレセプトの❸「副傷病名」欄には主治医が判断した定義副傷病名を記載するのですか。

A2　そのとおりです。

Q3　傷病名ごとに診療開始日をＤＰＣレセプトに記載する必要はありますか。

A3　記載する必要はありません。

Q4　分娩のために入院中の患者が，合併症等に罹患して保険給付が開始され，包括評価の対象となる場合のＤＰＣレセプトの❹「今回入院年月日」欄には，保険給付が開始された日を記載するのですか。また，❺「今回退院年月日」欄には保険給付が終了した日を記載するのですか。

A4　そのとおりです。

ＤＰＣの概要

診断群分類区分の決定

診断群分類番号の構成

診療報酬額の算定方法

請求とレセプトの記載

参考・付録

コーディングデータの提出

　ＤＰＣレセプトについては，ＤＰＣのコーディングが適切かどうかを確認できるようにするために，その診療行為の内容がわかる情報（コーディングデータ）を「コーディングデータに係る記録条件仕様」によりあわせて提出することとなっています。

① 　ＤＰＣレセプトおよびコーディングデータについては，オンライン請求・レセプト電算処理システムによる請求により提出します。ただし，その提出方法が困難であるためＤＰＣレセプトを紙媒体により提出するような場合であっても，コーディングデータについてはオンライン送信または電子媒体で提出します。

② 　コーディングデータについては，ＤＰＣレセプトの該当月における包括評価による算定を行った期間の診療行為，医薬品（退院時処方の薬剤を除く）および特定器材の情報（診療行為等）を医科点数表の項目に従い入力します。なお，特定入院料等を算定している期間については，その特定入院料等に包括される診療行為等のうち，コーディングにかかる診療行為等もあわせて入力します。

●提出ファイルの構成イメージ

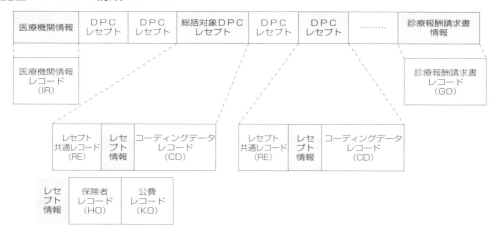

 ＤＩＣの症状詳記

　「120290産科播種性血管内凝固症候群」および「130100播種性血管内凝固症候群」（ＤＩＣ）によって請求する場合は，一連の入院の中で医療資源を最も投入した傷病がＤＩＣであることについて，より的確な審査を行うため，次の内容を⓬「出来高部分」欄に記載します。

① ＤＩＣの原因と考えられる基礎疾患
② 厚生労働省ＤＩＣ基準によるＤＩＣスコアまたは急性期ＤＩＣ診断基準（日本救急医学会ＤＩＣ特別委員会）によるＤＩＣスコア
③ 入院期間中に実施された治療内容（ＤＩＣおよびＤＩＣの原因と考えられる基礎疾患に対する治療を含む）および検査値等の推移

6 明細領収証の発行

オンライン請求・レセプト電算処理システムによる請求が義務づけられている保険医療機関については，領収証を交付するにあたっては，明細書を無償で交付しなければなりません。その際，病名告知や患者のプライバシーにも配慮するため，明細書発行について，その旨を院内掲示等で明示するとともに，患者の意向を的確に確認できるようにしなくてはなりません。

患者から診断群分類点数に関し明細書の発行を求められた場合は，原則として，入院中に使用された医薬品，行われた検査について，その名称を付記することとなっています。

〈参考記載例〉

診療明細書

患者番号	入院	保険 氏名	○○　○○様	受診日	YYYY/MM/DD〜 YYYY/MM/DD
受診科					

区分	項目名	点数	回数
診断群分類 （ＤＰＣ）	＊ＤＰＣ　5日間包括算定	○○○○○	○
医薬品	＊フロモックス錠100mg　ラックビー微粒Ｎ　＊点滴注射　ラクテックＧ注500mL　フルマリン静注用1g　生食100mL　＊点滴注射　フルマリン静注用1g　生食100mL		
検査	＊末梢血液一般検査　＊ＣＲＰ　＊血液採取（静脈）　＊血液学的検査判断料　＊免疫学的検査判断料		

> 使用された医薬品，行われた検査の名称を記載する

※厚生労働省が定める診療報酬や薬価等には，医療機関等が仕入れ時に負担する消費税が反映されています。

参考 地域医療指数における体制評価指数の詳細

●体制評価指数

地域医療計画等における一定の役割を13項目で評価。
（1項目最大1P，上限は大学病院本院群：11P，ＤＰＣ特定病院群：10P，ＤＰＣ標準病院群：8P）

評価項目	概要	ＤＰＣ標準病院群	大学病院本院群	ＤＰＣ特定病院群
がん	がんの地域連携体制への評価（0.5P）	退院患者の〔「Ｂ005-6がん治療連携計画策定料」を算定した患者数〕／〔医療資源病名が悪性腫瘍に関連する病名である患者数〕		
	医療機関群ごとのがん診療連携拠点病院等の体制への評価（0.5P）	「がん診療連携拠点病院の指定」，「小児がん拠点病院の指定」，「地域がん診療病院」，「特定領域がん診療連携拠点病院」（いずれかで0.5P）	「都道府県がん診療連携拠点の指定」または「小児がん拠点病院の指定」（0.5P）「地域がん診療連携拠点病院の指定」（0.25P）	
脳卒中	脳卒中の急性期の診療実績への評価	・t-PA療法の実施を評価（0.25P） ・A205-2超急性期脳卒中加算の算定実績または血管内治療の実施実績を評価（0.5P） ・A205-2超急性期脳卒中加算の算定実績および血管内治療の実施実績を評価（1P） 　（血管内治療の実施：入院2日目までにK178-31，K178-32，K178-4のいずれかが算定されている症例の診療実績） ※いずれかの最大値で評価。		
心筋梗塞等の心血管疾患	緊急時の心筋梗塞のＰＣＩや外科治療の実績（0.5P）	医療資源を最も投入した傷病名が「急性心筋梗塞」であり，予定外の入院であって手術に係る時間外対応加算（特例を含む）・休日加算・深夜加算が算定され，入院2日目までに経皮的冠動脈形成術等（K546，K547，K548，K549，K550，K550-2，K551，K552，K552-2）のいずれかが算定されている症例の診療実績により評価		
	急性大動脈解離の手術実績（0.5P）	入院中にK5601，K5602，K5603，K5604，K5605，K560-21，K560-22，K560-23，K5612 イのいずれかが算定されている症例の診療実績により評価		
精神疾患	精神科入院医療への評価	A230-3精神科身体合併症管理加算の算定実績（0.5P） A311-3精神科救急・合併症入院料の1件以上の算定実績（1P）		
災害	災害時における医療への体制を評価	・災害拠点病院の指定（0.5P） ・ＤＭＡＴの指定（0.25P） ・ＥＭＩＳへの参加（0.25P） ・ＢＣＰの策定（災害拠点病院に指定されている場合を除く）（0.25P）		
周産期	周産期医療への体制を評価	「総合周産期母子医療センターの指定」，「地域周産期母子医療センターの指定」を評価（いずれかで1P）	・「総合周産期母子医療センターの指定」を重点的に評価（1P） ・「地域周産期母子医療センターの指定」は0.5P	
へき地	へき地の医療への体制を評価	・「へき地医療拠点病院の指定かつ巡回診療，医師派遣，代診医派遣を合算で年12回以上実施していること」または社会医療法人認可におけるへき地医療の要件を満たしていることを評価（いずれかで1P） ・「へき地医療拠点病院の指定（巡回診療，医師派遣，代診医派遣を合算で年12回以上実施している場合を除く）」を評価（0.5P）		

救急	医療計画上の体制および救急医療の実績を評価	二次救急医療機関であって病院群輪番制への参加施設，共同利用型の施設または救命救急センターを評価（0.1P）	・救命救急センター（0.5P） ・二次救急医療機関であって病院群輪番制への参加施設，共同利用型の施設（0.1P）
		上記体制を前提とし，救急車で来院し，入院となった患者数（最大0.9P）	上記体制を前提とし，救急車で来院し，入院となった患者数（救急医療入院に限る）（最大0.5P）
感染症	新興感染症等に係る医療への体制を評価		・新型インフルエンザ患者入院医療機関に該当（0.25P）（令和6年度で終了） ・新型コロナウイルス感染症に係る病床確保を行っていること（0.25P）（令和6年度で終了） 　※　上記のいずれも満たした場合（0.75P）（令和6年度で終了） ・GMISへの参加（日次調査への年間の参加割合を線形で評価）（最大0.25P）（令和6年度で終了） ・第一種協定指定医療機関に該当（0.5P）（令和7年度以降の評価） ・流行初期医療確保措置の対象となる協定の締結（入院に係るものに限る）（0.5P）（令和7年度以降の評価）
治験等の実施	治験や臨床研究等の実績を評価	右記のいずれか1項目を満たした場合（1P）	治験等の実施 ・過去3カ年において，主導的に実施した医師主導治験が8件以上，または主導的に実施した医師主導治験が4件以上かつ主導的に実施した臨床研究実績が40件以上（1P） ・20例以上の治験（※）の実施，10例以上の先進医療の実施または10例以上の患者申出療養の実施（0.5P） （※）協力施設としての治験の実施を含む。
臓器提供の実施	法的脳死判定後の臓器提供に係る実績を評価	過去3カ年において、法的脳死判定後の臓器提供の実績が1件以上（1P）	・過去3カ年において、法的脳死判定後の臓器提供の実績が2件以上（1P） ・過去3カ年において、法的脳死判定後の臓器提供の実績が1件以上（0.5P）
医療の質向上に向けた取組	医療の質に係るデータの提出や病院情報等の公開を評価		・医療の質指標に係るDPCデータの提出（0.5P）（令和7年度以降の評価） ・病院情報の自院のホームページでの公表（0.25P）（※） ・医療の質指標の自院のホームページでの公表（0.25P）（令和7年度以降の評価） （※）令和6年度は1Pとして評価
医師少数地域への医師派遣機能	医師派遣による地域医療体制維持への貢献を評価	（評価は行わない）	・「医師少数区域」へ常勤医師として半年以上派遣している医師数（当該病院に3年以上在籍しているものに限る。）（1P）　／（評価は行わない）

●評価定義域の下限値・上限値および評価値域の最小値

具体的な設定	指数		係数	評価の考え方
	上限値	下限値	最小値	
効率性	97.5%tile値	2.5%tile値（※1）	0	群ごとに評価
複雑性	97.5%tile値	2.5%tile値	0	群ごとに評価
カバー率	1.0	0	0	群ごとに評価
地域医療（定量）	1.0	0	0	群ごとに評価
地域医療（体制）	1.0	0	0	
救急補正	97.5%tile値	0（※2）	0	全群共通で評価

※1　在院日数短縮の評価という趣旨から全群共通の下限値を設定
※2　報酬差額の評価という趣旨から設定

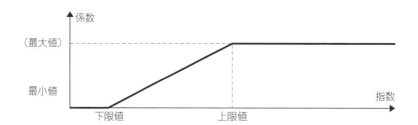

●地域医療指数・体制評価指数のうち実績評価を加味する項目

○がん地域連携体制への評価，緊急時の心筋梗塞のＰＣＩや外科治療の実績，精神科身体合併症管理加算の算定実績，救急車来院による入院患者数，ＧＭＩＳへの参加，「医師少数区域」への派遣医師数
・特に規定する場合を除き，下限値は0ポイント（指数），実績を有するデータ（評価指標が0でないデータ）の25パーセンタイル値（大学病院本院群およびDPC特定病院群にあっては50パーセンタイル値）を各項目の上限値とする。

実績評価を加味する体制評価指数

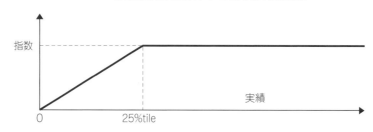

○脳卒中，急性大動脈解離に対する手術実績
・実績を有するデータ（評価指標が0でないデータ）の25パーセンタイル値（大学病院本院群およびDPC特定病院群にあっては50パーセンタイル値）を満たす場合は，各項目の上限値あるいは条件を満たす。25パーセンタイル値に満たない場合は，0ポイント（指数），あるいは条件を満たさない，とする。

付録1　各種ツールについて

「病名くん2.0」

　「病名くん2.0」は病名検索ソフトウエアで，臨床病名から該当するＩＣＤ−10コード
を見つけたいときに活用します。標準病名マスター・傷病名マスターの病名・修飾語が
検索できます。スマホアプリの「病名さん」もあります。

- ◆　「病名くん2.0」は標準病名マスター作業班のサイトからダウンロードできる。
　　（http://www.byomei.org/byomei-kun.2.0/）

診断群分類（DPC）電子点数表

　各医療機関において使用されている情報管理システムと適合のしやすい形に整えた診
断群分類決定ロジックツールで，エクセルファイルとなっています。
　令和6年6月改定に対応した診断群分類（ＤＰＣ）電子点数表は，次の19のシート
から構成されています。

Sheet1	DPC電子点数表の前提条件	Sheet11	9）定義副傷病名
Sheet2	ダミーコード一覧	Sheet12	10-1）重症度等（JCS等）
Sheet3	1）MDC名称	Sheet13	10-2）重症度等（手術等）
Sheet4	2）分類名称	Sheet14	10-3）重症度等（重症・軽症）
Sheet5	3）病態等分類	Sheet15	10-4）重症度等（脳卒中の発症時期等）
Sheet6	4）ICD		
Sheet7	5）年齢、出生時体重等	Sheet16	11）診断群分類点数表
Sheet8	6）手術	Sheet17	12）変換テーブル
Sheet9	7）手術・処置等1	Sheet18	13）出来高算定手術等コード
Sheet10	8）手術・処置等2	Sheet19	14）CCPM対応

- ◆　令和6年度の診断群分類（ＤＰＣ）電子点数表は厚生労働省のサイトからダウンロードできる。
　　（https://www.mhlw.go.jp/stf/seisakunitsuite/bunya/0000198757_00008.html）

DPCの概要

診断群分類区分の決定

診断群分類番号の構成

診療報酬額の算定方法

請求とレセプトの記載

参考・付録

付録2　医療機関群別基礎係数，医療機関別機能評価係数Ⅱ，救急補正係数・激変緩和係数

●ＤＰＣ対象病院の名称変更の場合の取扱い

　ＤＰＣ対象病院の名称または所在地が変更となる場合には，遅くとも２か月前までに，「ＤＰＣ対象病院等名称等変更届」（略）を地方厚生（支）局医療課長を経由して厚生労働省保険局医療課長に提出することになっています。

別表第一　大学病院本院群　**基礎係数**　1.1182

	都道府県	病　院	機能評価係数Ⅱ	救急補正係数	激変緩和係数
10001	北海道	札幌医科大学附属病院	0.0747	0.0044	0.0000
10002	北海道	北海道大学病院	0.0777	0.0072	0.0000
10003	北海道	旭川医科大学病院	0.1199	0.0144	0.0000
10004	青森	弘前大学医学部附属病院	0.0927	0.0121	0.0000
10005	岩手	岩手医科大学附属病院	0.1043	0.0069	0.0000
10006	宮城	東北医科薬科大学病院	0.0552	0.0239	0.0000
10007	宮城	東北大学病院	0.0720	0.0099	0.0000
10008	秋田	秋田大学医学部附属病院	0.0753	0.0136	0.0000
10009	山形	国立大学法人山形大学医学部附属病院	0.0681	0.0130	0.0000
10010	福島	公立大学法人福島県立医科大学附属病院	0.0769	0.0127	0.0000
10011	茨城	筑波大学附属病院	0.0944	0.0097	0.0000
10012	栃木	自治医科大学附属病院	0.0874	0.0164	0.0000
10013	栃木	獨協医科大学病院	0.0918	0.0139	0.0000
10014	群馬	国立大学法人群馬大学医学部附属病院	0.0803	0.0105	0.0000
10015	埼玉	埼玉医科大学病院	0.0723	0.0097	0.0000
10016	埼玉	防衛医科大学校病院	0.0746	0.0100	0.0000
10017	千葉	国際医療福祉大学成田病院	0.0546	0.0113	0.0000
10018	千葉	千葉大学医学部附属病院	0.1053	0.0168	0.0000
10019	東京	東京慈恵会医科大学附属病院	0.0714	0.0095	0.0000
10020	東京	東京医科大学病院	0.0854	0.0117	0.0000
10021	東京	東京女子医科大学病院	0.0851	0.0083	0.0000
10022	東京	慶應義塾大学病院	0.0810	0.0095	0.0000
10023	東京	日本医科大学付属病院	0.0930	0.0190	0.0000
10024	東京	順天堂大学医学部附属順天堂医院	0.0776	0.0035	0.0000
10025	東京	昭和大学病院	0.0810	0.0172	0.0000
10026	東京	東邦大学医療センター大森病院	0.0825	0.0155	0.0000
10027	東京	日本大学医学部附属板橋病院	0.0775	0.0204	0.0000
10028	東京	帝京大学医学部附属病院	0.0713	0.0156	0.0000
10029	東京	杏林大学医学部付属病院	0.0842	0.0171	0.0000
10030	東京	東京医科歯科大学病院	0.0942	0.0118	0.0000
10031	東京	東京大学医学部附属病院	0.0973	0.0085	0.0000
10032	神奈川	公立大学法人横浜市立大学附属病院	0.1069	0.0135	0.0000
10033	神奈川	北里大学病院	0.0943	0.0209	0.0000
10034	神奈川	東海大学医学部付属病院	0.1097	0.0227	0.0000
10035	神奈川	聖マリアンナ医科大学病院	0.0739	0.0155	0.0000
10036	新潟	新潟大学医歯学総合病院	0.0747	0.0101	0.0000
10037	富山	国立大学法人富山大学附属病院	0.0926	0.0069	0.0000
10038	石川	金沢医科大学病院	0.0647	0.0086	0.0000
10039	石川	国立大学法人金沢大学附属病院	0.0699	0.0076	0.0000
10040	福井	福井大学医学部附属病院	0.0754	0.0050	0.0000
10041	山梨	山梨大学医学部附属病院	0.0863	0.0094	0.0000
10042	長野	国立大学法人信州大学医学部附属病院	0.0853	0.0119	0.0000
10043	岐阜	岐阜大学医学部附属病院	0.0839	0.0113	0.0000
10044	静岡	浜松医科大学医学部附属病院	0.0877	0.0163	0.0000
10045	愛知	名古屋市立大学病院	0.0843	0.0117	0.0000
10046	愛知	藤田医科大学病院	0.1041	0.0140	0.0000
10047	愛知	愛知医科大学病院	0.0750	0.0124	0.0000
10048	愛知	名古屋大学医学部附属病院	0.0985	0.0034	0.0000
10049	三重	国立大学法人三重大学医学部附属病院	0.0872	0.0119	0.0000
10050	滋賀	滋賀医科大学医学部附属病院	0.0777	0.0109	0.0000
10051	京都	京都府立医科大学附属病院	0.0834	0.0098	0.0000
10052	京都	国立大学法人京都大学医学部附属病院	0.0794	0.0090	0.0000
10053	大阪	大阪医科薬科大学病院	0.0901	0.0160	0.0000
10054	大阪	大阪公立大学医学部附属病院	0.0740	0.0097	0.0000
10055	大阪	関西医科大学附属病院	0.0935	0.0169	0.0000
10056	大阪	近畿大学病院	0.0869	0.0128	0.0000
10057	大阪	大阪大学医学部附属病院	0.0818	0.0085	0.0000
10058	兵庫	兵庫医科大学病院	0.0723	0.0096	0.0000
10059	兵庫	神戸大学医学部附属病院	0.0859	0.0091	0.0000
10060	奈良	奈良県立医科大学附属病院	0.0923	0.0199	0.0000
10061	和歌山	和歌山県立医科大学附属病院	0.1181	0.0160	0.0000
10062	鳥取	鳥取大学医学部附属病院	0.1002	0.0105	0.0000
10063	島根	島根大学医学部附属病院	0.0789	0.0115	0.0000
10064	岡山	川崎医科大学附属病院	0.0863	0.0110	0.0000
10065	岡山	岡山大学病院	0.0915	0.0116	0.0000
10066	広島	広島大学病院	0.0975	0.0094	0.0000
10067	山口	山口大学医学部附属病院	0.0681	0.0099	0.0000
10068	徳島	徳島大学病院	0.0915	0.0047	0.0000
10069	香川	香川大学医学部附属病院	0.0562	0.0130	0.0000
10070	愛媛	愛媛大学医学部附属病院	0.0854	0.0046	0.0000
10071	高知	高知大学医学部附属病院	0.0797	0.0076	0.0000
10072	福岡	福岡大学病院	0.0539	0.0108	0.0000
10073	福岡	久留米大学病院	0.0595	0.0070	0.0000
10074	福岡	産業医科大学病院	0.0809	0.0071	0.0000
10075	福岡	九州大学病院	0.0779	0.0054	0.0000
10076	佐賀	佐賀大学医学部附属病院	0.0860	0.0104	0.0000
10077	長崎	長崎大学病院	0.1140	0.0133	0.0000
10078	熊本	熊本大学病院	0.1018	0.0036	0.0000
10079	大分	大分大学医学部附属病院	0.0729	0.0148	0.0000
10080	宮崎	宮崎大学医学部附属病院	0.0818	0.0088	0.0000
10081	鹿児島	鹿児島大学病院	0.1115	0.0065	0.0000
10082	沖縄	琉球大学病院	0.0726	0.0083	0.0000

別表第二　DPC特定病院群　基礎係数　1.0718

	都道府県	病院	機能評価係数Ⅱ	救急補正係数	激変緩和係数
20001	北海道	医療法人徳洲会札幌東徳洲会病院	0.0735	0.0402	0.0000
20002	北海道	旭川赤十字病院	0.1104	0.0248	0.0000
20003	北海道	社会医療法人製鉄記念室蘭病院	0.0925	0.0170	0.0000
20004	北海道	ＪＡ北海道厚生連帯広厚生病院	0.1370	0.0258	0.0000
20005	青森	青森県立中央病院	0.1066	0.0232	0.0000
20006	青森	八戸市立市民病院	0.0942	0.0309	0.0000
20007	岩手	岩手県立中央病院	0.1074	0.0185	0.0000
20008	宮城	石巻赤十字病院	0.0867	0.0361	0.0000
20009	宮城	大崎市民病院	0.0844	0.0345	0.0000
20010	宮城	独立行政法人国立病院機構仙台医療センター	0.0872	0.0246	0.0000
20011	山形	山形県立中央病院	0.1043	0.0259	0.0000
20012	山形	日本海総合病院	0.1134	0.0221	0.0000
20013	福島	一般財団法人脳神経疾患研究所附属総合南東北病院	0.0882	0.0267	0.0000
20014	福島	いわき市医療センター	0.0733	0.0225	0.0000
20015	茨城	総合病院土浦協同病院	0.1036	0.0355	0.0000
20016	茨城	茨城県立中央病院	0.0623	0.0254	0.0000
20017	茨城	筑波記念病院	0.0814	0.0297	0.0000
20018	栃木	済生会宇都宮病院	0.0831	0.0254	0.0000
20019	群馬	前橋赤十字病院	0.0884	0.0246	0.0000
20020	群馬	ＳＵＢＡＲＵ健康保険組合太田記念病院	0.0602	0.0386	0.0000
20021	埼玉	自治医科大学附属さいたま医療センター	0.0844	0.0298	0.0000
20022	埼玉	埼玉医科大学総合医療センター	0.0800	0.0159	0.0000
20023	埼玉	学校法人獨協学園獨協医科大学埼玉医療センター	0.0665	0.0115	0.0000
20024	埼玉	社会医療法人社団埼玉巨樹の会新久喜総合病院	0.0868	0.0499	0.0000
20025	埼玉	社会医療法人財団石心会埼玉石心会病院	0.0637	0.0273	0.0000
20026	埼玉	埼玉医科大学国際医療センター	0.1068	0.0189	0.0000
20027	埼玉	さいたま赤十字病院	0.0908	0.0230	0.0000
20028	千葉	千葉県がんセンター	0.0805	0.0043	0.0000
20029	千葉	総合病院国保旭中央病院	0.0759	0.0312	0.0000
20030	千葉	学校法人順天堂順天堂大学医学部附属浦安病院	0.0534	0.0177	0.0000
20031	千葉	東京慈恵会医科大学附属柏病院	0.0552	0.0199	0.0000
20032	千葉	医療法人徳洲会千葉西総合病院	0.0630	0.0487	0.0000
20033	千葉	船橋市立医療センター	0.0596	0.0231	0.0000
20034	千葉	医療法人鉄蕉会亀田総合病院	0.0811	0.0139	0.0000
20035	千葉	東邦大学医療センター佐倉病院	0.0437	0.0243	0.0000
20036	千葉	日本赤十字社成田赤十字病院	0.1113	0.0241	0.0000
20037	千葉	国立研究開発法人国立がん研究センター東病院	0.0867	0.0013	0.0000
20038	東京	社会福祉法人三井記念病院	0.0574	0.0181	0.0000
20039	東京	聖路加国際病院	0.0687	0.0263	0.0000
20040	東京	虎の門病院	0.0908	0.0212	0.0000
20041	東京	地方独立行政法人東京都立病院機構東京都立駒込病院	0.0975	0.0124	0.0000
20042	東京	公益財団法人がん研究会有明病院	0.0755	0.0074	0.0000
20043	東京	ＮＴＴ東日本関東病院	0.0600	0.0148	0.0000
20044	東京	日本赤十字社医療センター	0.0771	0.0262	0.0000
20045	東京	市立青梅総合医療センター	0.0625	0.0134	0.0000
20046	東京	東京医科大学八王子医療センター	0.0616	0.0293	0.0000
20047	東京	武蔵野赤十字病院	0.0969	0.0329	0.0000
20048	東京	地方独立行政法人東京都立病院機構東京都立多摩総合医療センター	0.0810	0.0241	0.0000
20049	東京	公立昭和病院	0.0719	0.0401	0.0000
20050	東京	国立研究開発法人国立国際医療研究センター病院	0.0681	0.0288	0.0000
20051	東京	独立行政法人国立病院機構東京医療センター	0.0591	0.0193	0.0000
20052	東京	国立研究開発法人国立がん研究センター中央病院	0.1119	0.0005	0.0000
20053	神奈川	社会福祉法人恩賜財団済生会支部神奈川県済生会横浜市東部病院	0.0861	0.0338	0.0000
20054	神奈川	公立大学法人横浜市立大学附属市民総合医療センター	0.0860	0.0187	0.0000
20055	神奈川	国家公務員共済組合連合会横浜南共済病院	0.0654	0.0234	0.0000
20056	神奈川	国家公務員共済組合連合会横須賀共済病院	0.0851	0.0356	0.0000
20057	神奈川	国家公務員共済組合連合会平塚共済病院	0.0622	0.0335	0.0000
20058	神奈川	医療法人徳洲会湘南鎌倉総合病院	0.0994	0.0440	0.0000
20059	神奈川	藤沢市民病院	0.0593	0.0315	0.0000
20060	神奈川	昭和大学藤が丘病院	0.0701	0.0245	0.0000
20061	神奈川	社会医療法人財団石心会川崎幸病院	0.0876	0.0223	0.0000
20062	神奈川	独立行政法人労働者健康安全機構関東労災病院	0.0512	0.0203	0.0000
20063	神奈川	横浜市立市民病院	0.0851	0.0196	0.0000
20064	新潟	新潟市民病院	0.0989	0.0205	0.0000
20065	新潟	新潟県厚生農業協同組合連合会長岡中央綜合病院	0.0782	0.0264	0.0000
20066	富山	富山県立中央病院	0.1170	0.0221	0.0000
20067	富山	富山県厚生農業協同組合連合会高岡病院	0.0910	0.0188	0.0000
20068	石川	石川県立中央病院	0.1098	0.0229	0.0000
20069	福井	福井県立病院	0.1068	0.0204	0.0000
20070	福井	福井県済生会病院	0.1061	0.0147	0.0000
20071	長野	長野赤十字病院	0.0923	0.0212	0.0000
20072	長野	長野市民病院	0.0668	0.0238	0.0000
20073	長野	諏訪赤十字病院	0.0858	0.0186	0.0000
20074	長野	長野県厚生農業協同組合連合会佐久総合病院佐久医療センター	0.0843	0.0216	0.0000
20075	岐阜	岐阜市民病院	0.0888	0.0214	0.0000
20076	岐阜	岐阜県総合医療センター	0.0920	0.0206	0.0000
20077	岐阜	岐阜県立多治見病院	0.0861	0.0163	0.0000
20078	岐阜	大垣市民病院	0.1020	0.0248	0.0000
20079	静岡	順天堂大学医学部附属静岡病院	0.0794	0.0264	0.0000
20080	静岡	静岡県立静岡がんセンター	0.0842	0.0002	0.0000
20081	静岡	静岡県立総合病院	0.0947	0.0246	0.0000
20082	静岡	静岡市立静岡病院	0.0920	0.0333	0.0000
20083	静岡	社会福祉法人聖隷福祉事業団総合病院聖隷浜松病院	0.0945	0.0258	0.0000
20084	静岡	社会福祉法人聖隷福祉事業団総合病院聖隷三方原病院	0.0607	0.0229	0.0000
20085	愛知	名古屋市立大学医学部附属東部医療センター	0.0669	0.0341	0.0000
20086	愛知	日本赤十字社愛知医療センター名古屋第一病院	0.0809	0.0170	0.0000
20087	愛知	日本赤十字社愛知医療センター名古屋第二病院	0.0857	0.0246	0.0000
20088	愛知	独立行政法人地域医療機能推進機構中京病院	0.0592	0.0273	0.0000
20089	愛知	豊橋市民病院	0.1017	0.0268	0.0000
20090	愛知	岡崎市民病院	0.0762	0.0354	0.0000
20091	愛知	一宮市立市民病院	0.0785	0.0261	0.0000
20092	愛知	一宮西病院	0.0929	0.0298	0.0000
20093	愛知	医療法人徳洲会名古屋徳洲会総合病院	0.0750	0.0445	0.0000
20094	愛知	愛知県厚生農業協同組合連合会豊田厚生病院	0.0692	0.0304	0.0000
20095	愛知	愛知県厚生農業協同組合連合会安城更生病院	0.1153	0.0228	0.0000
20096	愛知	愛知県厚生農業協同組合連合会江南厚生病院	0.0685	0.0271	0.0000
20097	愛知	小牧市民病院	0.0790	0.0316	0.0000

DPCの概要　診断群分類区分の決定　診断群分類番号の構成　診療報酬額の算定方法　請求とレセプトの記載　参考・付録

	都道府県	病院	機能評価係数Ⅱ	救急補正係数	激変緩和係数
20098	愛知	愛知県厚生農業協同組合連合会海南病院	0.0762	0.0340	0.0000
20099	三重	市立四日市病院	0.0820	0.0213	0.0000
20100	三重	伊勢赤十字病院	0.0984	0.0320	0.0000
20101	滋賀	社会福祉法人恩賜財団済生会滋賀県病院	0.1061	0.0224	0.0000
20102	京都	医療法人徳洲会宇治徳洲会病院	0.0768	0.0363	0.0000
20103	京都	社会福祉法人京都社会事業財団京都桂病院	0.0732	0.0206	0.0000
20104	京都	京都市立病院	0.0588	0.0210	0.0000
20105	京都	京都第二赤十字病院	0.0766	0.0182	0.0000
20106	京都	京都第一赤十字病院	0.0937	0.0158	0.0000
20107	京都	独立行政法人国立病院機構京都医療センター	0.0742	0.0222	0.0000
20108	大阪	関西電力病院	0.0794	0.0153	0.0000
20109	大阪	府中病院	0.0745	0.0308	0.0000
20110	大阪	和泉市立総合医療センター	0.0761	0.0238	0.0000
20111	大阪	医療法人徳洲会岸和田徳洲会病院	0.0875	0.0452	0.0000
20112	大阪	大阪赤十字病院	0.0887	0.0216	0.0000
20113	大阪	社会医療法人警和会大阪警察病院	0.0668	0.0232	0.0000
20114	大阪	医療法人徳洲会野崎徳洲会病院	0.0638	0.0436	0.0000
20115	大阪	地方独立行政法人大阪府立病院機構大阪急性期・総合医療センター	0.0738	0.0245	0.0000
20116	大阪	関西医科大学総合医療センター	0.0413	0.0178	0.0000
20117	大阪	公益財団法人田附興風会医学研究所北野病院	0.0571	0.0251	0.0000
20118	大阪	りんくう総合医療センター	0.0720	0.0282	0.0000
20119	大阪	医療法人徳洲会松原徳洲会病院	0.0720	0.0371	0.0000
20120	大阪	大阪市立総合医療センター	0.1003	0.0174	0.0000
20121	大阪	医療法人徳洲会八尾徳洲会総合病院	0.0761	0.0488	0.0000
20122	大阪	堺市立総合医療センター	0.0722	0.0349	0.0000
20123	大阪	地方独立行政法人大阪府立病院機構大阪国際がんセンター	0.1019	0.0024	0.0000
20124	大阪	社会福祉法人恩賜財団済生会支部大阪府済生会中津病院	0.0568	0.0201	0.0000
20125	大阪	市立岸和田市民病院	0.0604	0.0250	0.0000
20126	大阪	独立行政法人国立病院機構大阪医療センター	0.0533	0.0196	0.0000
20127	大阪	国立研究開発法人国立循環器病研究センター	0.0909	0.0260	0.0000
20128	兵庫	兵庫県立淡路医療センター	0.0615	0.0292	0.0000
20129	兵庫	北播磨総合医療センター	0.0600	0.0207	0.0000
20130	兵庫	加古川中央市民病院	0.0676	0.0181	0.0000
20131	兵庫	独立行政法人労働者健康安全機構関西労災病院	0.0613	0.0312	0.0000
20132	兵庫	兵庫県立尼崎総合医療センター	0.0866	0.0233	0.0000
20133	兵庫	姫路赤十字病院	0.0853	0.0190	0.0000
20134	兵庫	兵庫県立はりま姫路総合医療センター	0.0783	0.0238	0.0000
20135	兵庫	神鋼記念病院	0.0457	0.0190	0.0000
20136	兵庫	神戸市立医療センター中央市民病院	0.1138	0.0358	0.0000
20137	兵庫	神戸市立西神戸医療センター	0.0536	0.0264	0.0000
20138	奈良	奈良県総合医療センター	0.1080	0.0256	0.0000
20139	奈良	公益財団法人天理よろづ相談所病院	0.0750	0.0236	0.0000
20140	和歌山	日本赤十字社和歌山医療センター	0.1193	0.0323	0.0000
20141	鳥取	鳥取県立中央病院	0.1142	0.0149	0.0000
20142	岡山	公益財団法人大原記念倉敷中央医療機構倉敷中央病院	0.1341	0.0250	0.0000
20143	岡山	津山中央病院	0.0719	0.0316	0.0000
20144	岡山	岡山赤十字病院	0.1093	0.0276	0.0000
20145	岡山	独立行政法人国立病院機構岡山医療センター	0.0956	0.0173	0.0000
20146	広島	県立広島病院	0.1045	0.0271	0.0000
20147	広島	地方独立行政法人広島市立病院機構広島市立広島市民病院	0.0930	0.0197	0.0000
20148	広島	地方独立行政法人広島市立病院機構広島市立北部医療センター安佐市民病院	0.0961	0.0351	0.0000
20149	広島	福山市民病院	0.0675	0.0199	0.0000
20150	広島	独立行政法人国立病院機構呉医療センター	0.0786	0.0134	0.0000
20151	広島	独立行政法人国立病院機構東広島医療センター	0.0511	0.0159	0.0000
20152	徳島	徳島赤十字病院	0.1022	0.0226	0.0000
20153	香川	高松赤十字病院	0.0966	0.0265	0.0000
20154	香川	香川県立中央病院	0.0800	0.0123	0.0000
20155	愛媛	松山赤十字病院	0.1089	0.0132	0.0000
20156	愛媛	愛媛県立中央病院	0.1037	0.0184	0.0000
20157	高知	社会医療法人近森会近森病院	0.1082	0.0292	0.0000
20158	高知	高知県・高知市病院企業団立高知医療センター	0.1347	0.0205	0.0000
20159	高知	高知赤十字病院	0.1038	0.0315	0.0000
20160	福岡	福岡和白病院	0.0746	0.0225	0.0000
20161	福岡	福岡県済生会福岡総合病院	0.0806	0.0338	0.0000
20162	福岡	福岡赤十字病院	0.0961	0.0260	0.0000
20163	福岡	医療法人徳洲会福岡徳洲会病院	0.0569	0.0417	0.0000
20164	福岡	新古賀病院	0.0608	0.0278	0.0000
20165	福岡	飯塚病院	0.0824	0.0247	0.0000
20166	福岡	独立行政法人地域医療機能推進機構九州病院	0.0809	0.0158	0.0000
20167	福岡	小倉記念病院	0.0682	0.0146	0.0000
20168	福岡	独立行政法人国立病院機構九州医療センター	0.0866	0.0145	0.0000
20169	佐賀	佐賀県医療センター好生館	0.1092	0.0229	0.0000
20170	長崎	独立行政法人国立病院機構長崎医療センター	0.1009	0.0220	0.0000
20171	長崎	佐世保市総合医療センター	0.0909	0.0141	0.0000
20172	熊本	熊本赤十字病院	0.1079	0.0194	0.0000
20173	熊本	済生会熊本病院	0.1195	0.0459	0.0000
20174	大分	大分県立病院	0.0836	0.0084	0.0000
20175	鹿児島	鹿児島市立病院	0.0988	0.0157	0.0000
20176	鹿児島	独立行政法人国立病院機構鹿児島医療センター	0.0773	0.0104	0.0000
20177	沖縄	友愛医療センター	0.0897	0.0242	0.0000
20178	沖縄	沖縄県立南部医療センター・こども医療センター	0.1011	0.0206	0.0000

別表第三 DPC標準病院群 **基礎係数** 1.0451 1.0063（データ数90未満／月）

※灰アミはデータ数90未満／月の病院

	都道府県	病　院	機能評価係数Ⅱ	救急補正係数	激変緩和係数		都道府県	病　院	機能評価係数Ⅱ	救急補正係数	激変緩和係数
30001	北海道	ＮＴＴ東日本札幌病院	0.0780	0.0180	0.0000	30042	北海道	函館中央病院	0.0879	0.0161	0.0000
30002	北海道	ＪＲ札幌病院	0.0757	0.0163	0.0000	30043	北海道	函館市医師会病院	0.0556	0.0202	0.0000
30003	北海道	社会医療法人北海道循環器病院	0.0557	0.0239	0.0000	30044	北海道	医療法人社団函館脳神経外科函館脳神経外科病院	0.0794	0.0422	0.0000
30004	北海道	社会医療法人医仁会中村記念病院	0.0827	0.0459	0.0000	30045	北海道	医療法人雄心会函館新都市病院	0.0717	0.0311	0.0000
30005	北海道	ＪＡ北海道厚生連札幌厚生病院	0.0836	0.0155	0.0000	30046	北海道	市立函館病院	0.1249	0.0272	0.0000
30006	北海道	市立札幌病院	0.1188	0.0169	0.0000	30047	北海道	共愛会病院	0.0597	0.0490	0.0000
30007	北海道	札幌南三条病院	0.0815	0.0033	0.0972	30048	北海道	社会福祉法人北海道社会事業協会小樽病院	0.0521	0.0103	0.0075
30008	北海道	時計台記念病院	0.0306	0.0093	0.0000	30049	北海道	社会福祉法人恩賜財団済生会支部北海道済生会小樽病院	0.0528	0.0119	0.0000
30009	北海道	北光記念病院	0.0560	0.0056	0.0000	30050	北海道	小樽市立病院	0.0842	0.0237	0.0000
30010	北海道	社会医療法人社団愛心館愛心メモリアル病院	0.0365	0.0288	0.0000	30051	北海道	小樽掖済会病院	0.0309	0.0111	0.0000
30011	北海道	天使病院	0.0498	0.0110	0.0000	30052	北海道	ＪＡ北海道厚生連倶知安厚生病院	0.0685	0.0124	0.0000
30012	北海道	札幌心臓血管クリニック	0.0827	0.0538	0.0000	30053	北海道	社会福祉法人北海道社会事業協会余市病院	0.1037	0.0293	-0.0290
30013	北海道	勤医協中央病院	0.1079	0.0156	0.0000	30054	北海道	市立旭川病院	0.0937	0.0224	0.0000
30014	北海道	ＫＫＲ札幌医療センター	0.0812	0.0179	0.0000	30055	北海道	ＪＡ北海道厚生連旭川厚生病院	0.1013	0.0116	0.0000
30015	北海道	独立行政法人地域医療機能推進機構北海道病院	0.0683	0.0182	0.0000	30056	北海道	医療法人社団慶友会吉田病院	0.0436	0.0043	-0.0075
30016	北海道	社会医療法人柏葉会柏葉脳神経外科病院	0.0912	0.0317	0.0000	30057	北海道	社会福祉法人北海道社会事業協会富良野病院	0.0924	0.0157	0.0000
30017	北海道	社会医療法人恵和会西岡病院	0.0814	0.0033	0.0000	30058	北海道	名寄市立総合病院	0.1148	0.0347	0.0000
30018	北海道	新札幌循環器病院	0.0570	0.0124	0.0000	30059	北海道	社会医療法人母恋日鋼記念病院	0.0576	0.0074	0.0000
30019	北海道	医療法人社団エス・エス・ジェイ札幌整形循環器病院	0.0411	0.0116	0.0000	30060	北海道	市立室蘭総合病院	0.0764	0.0375	0.0000
30020	北海道	医療法人北海道整形外科記念病院	0.0375	0.0000	0.0000	30061	北海道	社会医療法人平成醫塾苫小牧東病院	0.1072	0.0118	-0.0303
30021	北海道	独立行政法人地域医療機能推進機構札幌北辰病院	0.0610	0.0246	0.0000	30062	北海道	王子総合病院	0.1140	0.0161	0.0000
30022	北海道	社会医療法人北楡会札幌北楡病院	0.0976	0.0042	0.0220	30063	北海道	苫小牧市立病院	0.1064	0.0254	0.0000
30023	北海道	社会医療法人康和会札幌しらかば台病院	0.0633	0.0144	0.0020	30064	北海道	総合病院伊達赤十字病院	0.0545	0.0265	0.0000
30024	北海道	医療法人社団明生会イムス札幌消化器中央総合病院	0.0551	0.0144	0.0000	30065	北海道	総合病院釧路赤十字病院	0.0720	0.0140	0.0000
30025	北海道	手稲渓仁会病院	0.1254	0.0176	0.0000	30066	北海道	独立行政法人労働者健康安全機構釧路労災病院	0.0837	0.0183	0.0000
30026	北海道	北海道立子ども総合医療・療育センター	0.0660	0.0057	0.0000	30067	北海道	市立釧路総合病院	0.1037	0.0278	0.0000
30027	北海道	社会医療法人孝仁会札幌孝仁会記念病院	0.0786	0.0334	0.0000	30068	北海道	社会医療法人孝仁会釧路孝仁会記念病院	0.0685	0.0251	0.0000
30028	北海道	社会医療法人北腎会坂泌尿器科病院	0.0362	0.0079	0.0000	30069	北海道	社会医療法人北斗北斗病院	0.0722	0.0154	0.0000
30029	北海道	医療法人大地札幌真駒内病院	0.0831	0.0109	0.0000	30070	北海道	公益財団法人北海道医療団帯広第一病院	0.0494	0.0251	0.0000
30030	北海道	社会医療法人医翔会札幌白石記念病院	0.0998	0.0445	0.0000	30071	北海道	社会医療法人博愛会開西病院	0.0646	0.0042	0.0000
30031	北海道	医療法人徳洲会札幌徳洲会病院	0.0705	0.0436	0.0000	30072	北海道	社会福祉法人北海道社会事業協会帯広病院	0.0762	0.0274	0.0000
30032	北海道	社会医療法人恵佑会札幌病院	0.0812	0.0030	0.0000	30073	北海道	帯広中央病院	0.0606	0.0023	0.0230
30033	北海道	国家公務員共済組合連合会斗南病院	0.0748	0.0113	0.0000	30074	北海道	医療法人徳洲会帯広徳洲会病院	0.0461	0.0507	0.0000
30034	北海道	社会医療法人禎心会札幌禎心会病院	0.0934	0.0396	0.0000	30075	北海道	北見赤十字病院	0.1387	0.0191	0.0000
30035	北海道	江別市立病院	0.0382	0.0270	0.0000	30076	北海道	美幌町立国民健康保険病院	0.0564	0.0049	0.0000
30036	北海道	医療法人渓和会江別病院	0.0597	0.0291	0.0000	30077	北海道	ＪＡ北海道厚生連網走厚生病院	0.0737	0.0189	0.0000
30037	北海道	市立千歳市民病院	0.0755	0.0350	0.0000	30078	北海道	ＪＡ北海道厚生連遠軽厚生病院	0.0781	0.0311	0.0000
30038	北海道	社会医療法人北晨会恵み野病院	0.0726	0.0423	0.0000	30079	北海道	独立行政法人労働者健康安全機構北海道中央労災病院	0.0623	0.0151	0.0000
30039	北海道	医療法人社団我汝会えにわ病院	0.0919	0.0050	0.0000	30080	北海道	岩見沢市立総合病院	0.0842	0.0413	0.0000
30040	北海道	社会医療法人即仁会北広島病院	0.0371	0.0064	0.0183	30081	北海道	留萌市立病院	0.0817	0.0262	0.0000
						30082	北海道	市立稚内病院	0.0984	0.0304	0.0000
30041	北海道	社会福祉法人函館厚生院函館五稜郭病院	0.0962	0.0191	0.0000	30083	北海道	砂川市立病院	0.1279	0.0280	0.0000
						30084	北海道	深川市立病院	0.0742	0.0193	0.0000
						30085	北海道	滝川市立病院	0.0760	0.0194	0.0000
						30086	北海道	独立行政法人国立病院機構北海道がんセンター	0.0747	0.0036	0.0000

DPCの概要

診断群分類区分の決定

診断群分類番号の構成

診療報酬額の算定方法

請求とレセプトの記載

参考・付録

	都道府県	病院	機能評価係数Ⅱ	救急補正係数	激変緩和係数
30087	北海道	独立行政法人国立病院機構北海道医療センター	0.0664	0.0223	0.0000
30088	北海道	独立行政法人国立病院機構函館病院	0.0567	0.0207	0.0000
30089	北海道	独立行政法人国立病院機構旭川医療センター	0.0833	0.0255	0.0000
30090	北海道	独立行政法人国立病院機構帯広病院	0.0426	0.0268	0.0000
30091	青森	青森市民病院	0.0777	0.0245	0.0000
30092	青森	社団法人慈恵会青森慈恵会病院	0.0709	0.0072	0.0000
30093	青森	あおもり協立病院	0.0562	0.0223	0.0000
30094	青森	医療法人雄心会青森新都市病院	0.0475	0.0213	0.0000
30095	青森	鳴海病院	0.0134	0.0018	0.0626
30096	青森	弘前中央病院	0.0438	0.0075	0.0000
30097	青森	津軽保健生活協同組合健生病院	0.0808	0.0356	0.0000
30098	青森	独立行政法人労働者健康安全機構青森労災病院	0.0360	0.0096	0.0000
30099	青森	八戸赤十字病院	0.0985	0.0326	0.0000
30100	青森	八戸平和病院	0.0216	0.0138	0.0000
30101	青森	黒石市国民健康保険黒石病院	0.0515	0.0342	0.0000
30102	青森	つがる西北五広域連合つがる総合病院	0.1136	0.0392	0.0000
30103	青森	十和田市立中央病院	0.0874	0.0320	0.0000
30104	青森	むつ総合病院	0.1124	0.0114	0.0000
30105	青森	独立行政法人国立病院機構弘前総合医療センター	0.1009	0.0239	0.0000
30106	岩手	盛岡友愛病院	0.0392	0.0057	0.0000
30107	岩手	盛岡赤十字病院	0.0824	0.0101	0.0000
30108	岩手	盛岡市立病院	0.0573	0.0105	0.0000
30109	岩手	岩手県立宮古病院	0.1044	0.0156	0.0000
30110	岩手	岩手県立大船渡病院	0.1155	0.0258	0.0000
30111	岩手	岩手県立中部病院	0.1251	0.0285	0.0000
30112	岩手	社会福祉法人恩賜財団済生会北上済生会病院	0.0678	0.0048	0.0000
30113	岩手	岩手県立久慈病院	0.0996	0.0284	0.0000
30114	岩手	岩手県立磐井病院	0.1315	0.0279	0.0000
30115	岩手	岩手県立釜石病院	0.0806	0.0155	0.0000
30116	岩手	岩手県立二戸病院	0.0980	0.0234	0.0000
30117	岩手	岩手県立胆沢病院	0.1192	0.0249	0.0000
30118	宮城	公益財団法人宮城厚生協会坂総合病院	0.0649	0.0352	0.0000
30119	宮城	気仙沼市立病院	0.0583	0.0339	0.0000
30120	宮城	公立刈田綜合病院	0.0411	0.0165	0.0195
30121	宮城	宮城県立がんセンター	0.0568	0.0008	0.0162
30122	宮城	総合南東北病院	0.0576	0.0247	0.0000
30123	宮城	栗原市立栗原中央病院	0.0580	0.0335	0.0000
30124	宮城	みやぎ県南中核病院	0.1148	0.0425	0.0000
30125	宮城	公立黒川病院	0.0729	0.0142	0.0000
30126	宮城	一般財団法人厚生会仙台厚生病院	0.1069	0.0210	0.0000
30127	宮城	国家公務員共済組合連合会東北公済病院	0.0614	0.0146	0.0000
30128	宮城	独立行政法人労働者健康安全機構東北労災病院	0.0788	0.0162	0.0000
30129	宮城	ＪＲ仙台病院	0.0403	0.0159	0.0000
30130	宮城	宮城県立こども病院	0.0836	0.0075	0.0000
30131	宮城	医療法人財団明理会イムス明理会仙台総合病院	0.0292	0.0198	0.0000
30132	宮城	公益財団法人仙台市医療センター仙台オープン病院	0.0754	0.0236	0.0000
30133	宮城	中嶋病院	0.1087	0.0294	- 0.0169
30134	宮城	独立行政法人地域医療機能推進機構仙台南病院	0.0275	0.0080	0.0000
30135	宮城	仙台赤十字病院	0.0753	0.0174	0.0000
30136	宮城	仙台市立病院	0.0977	0.0269	0.0000

	都道府県	病院	機能評価係数Ⅱ	救急補正係数	激変緩和係数
30137	宮城	医療法人松田会松田病院	0.0977	0.0130	0.0000
30138	宮城	一般財団法人宮城県成人病予防協会附属仙台循環器病センター	0.0336	0.0294	0.0000
30139	宮城	独立行政法人地域医療機能推進機構仙台病院	0.0671	0.0193	0.0000
30140	宮城	医療法人徳洲会仙台徳洲会病院	0.0645	0.0362	0.0000
30141	宮城	独立行政法人国立病院機構仙台西多賀病院	0.0429	0.0001	0.0000
30142	秋田	社会医療法人明和会中通総合病院	0.0651	0.0190	0.0000
30143	秋田	秋田赤十字病院	0.1042	0.0257	0.0000
30144	秋田	秋田厚生医療センター	0.1012	0.0244	0.0000
30145	秋田	市立秋田総合病院	0.0763	0.0180	0.0000
30146	秋田	能代山本医師会病院	0.0441	0.0117	0.0000
30147	秋田	能代厚生医療センター	0.1094	0.0337	0.0000
30148	秋田	独立行政法人地域医療機能推進機構秋田病院	0.0366	0.0223	0.0000
30149	秋田	市立横手病院	0.0796	0.0249	0.0000
30150	秋田	平鹿総合病院	0.1302	0.0335	0.0000
30151	秋田	大館市立総合病院	0.1219	0.0283	0.0000
30152	秋田	本荘第一病院	0.0331	0.0115	0.0000
30153	秋田	由利組合総合病院	0.1279	0.0352	0.0000
30154	秋田	雄勝中央病院	0.0856	0.0318	0.0000
30155	秋田	大曲厚生医療センター	0.1522	0.0362	0.0000
30156	秋田	かづの厚生病院	0.0893	0.0388	0.0000
30157	秋田	藤原記念病院	0.0259	0.0050	0.0094
30158	秋田	北秋田市民病院	0.0995	0.0321	0.0000
30159	山形	山形市立病院済生館	0.1006	0.0288	0.0000
30160	山形	公立学校共済組合東北中央病院	0.0406	0.0038	0.0000
30161	山形	社会福祉法人恩賜財団済生会山形済生病院	0.0907	0.0098	0.0000
30162	山形	米沢市立病院	0.0807	0.0192	0.0000
30163	山形	鶴岡市立荘内病院	0.1127	0.0237	0.0000
30164	山形	山形県立新庄病院	0.1246	0.0242	0.0000
30165	山形	山形県立河北病院	0.0570	0.0293	0.0000
30166	山形	公立置賜総合病院	0.1168	0.0227	0.0000
30167	山形	医療法人徳洲会庄内余目病院	0.0447	0.0339	0.0000
30168	福島	福島第一病院	0.0498	0.0084	0.0000
30169	福島	あづま脳神経外科病院	0.1212	0.0512	0.0000
30170	福島	一般財団法人脳神経疾患研究所附属南東北福島病院	0.0754	0.0097	0.0000
30171	福島	済生会福島総合病院	0.0419	0.0157	0.0000
30172	福島	一般財団法人大原記念財団大原綜合病院	0.0646	0.0216	0.0000
30173	福島	福島赤十字病院	0.0726	0.0259	0.0000
30174	福島	竹田綜合病院	0.1215	0.0278	0.0000
30175	福島	会津中央病院	0.0727	0.0222	0.0000
30176	福島	公立大学法人福島県立医科大学会津医療センター附属病院	0.1031	0.0095	0.0000
30177	福島	一般財団法人太田綜合病院附属太田西ノ内病院	0.0982	0.0168	0.0000
30178	福島	公益財団法人湯浅報恩会寿泉堂綜合病院	0.0643	0.0267	0.0000
30179	福島	公益財団法人星総合病院	0.0950	0.0218	0.0000
30180	福島	松村総合病院	0.0564	0.0058	0.0120
30181	福島	独立行政法人労働者健康安全機構福島労災病院	0.0629	0.0211	0.0000
30182	福島	公益財団法人ときわ会常磐病院	0.0670	0.0184	0.0000
30183	福島	福島県厚生農業協同組合連合会白河厚生総合病院	0.1160	0.0277	0.0000
30184	福島	公立岩瀬病院	0.0503	0.0172	0.0000
30185	福島	独立行政法人地域医療機能推進機構二本松病院	0.0528	0.0091	0.0000
30186	福島	北福島医療センター	0.0741	0.0158	0.0000

	都道府県	病院	機能評価係数Ⅱ	救急補正係数	激変緩和係数
30187	福島	公立藤田総合病院	0.0528	0.0192	0.0000
30188	福島	福島県厚生農業協同組合連合会坂下厚生総合病院	0.0634	0.0034	0.0000
30189	福島	福島県厚生農業協同組合連合会塙厚生病院	0.0413	0.0269	0.0000
30190	茨城	水戸赤十字病院	0.0595	0.0211	0.0000
30191	茨城	社会福祉法人恩賜財団済生会支部茨城県済生会水戸済生会総合病院	0.0961	0.0199	0.0000
30192	茨城	茨城県立こども病院	0.0886	0.0147	0.0000
30193	茨城	総合病院水戸協同病院	0.0939	0.0361	0.0000
30194	茨城	国家公務員共済組合連合会水府病院	0.0804	0.0334	- 0.0268
30195	茨城	医療法人桜丘会水戸ブレインハートセンター	0.0705	0.0353	0.0000
30196	茨城	株式会社日立製作所日立総合病院	0.1470	0.0299	0.0000
30197	茨城	社会医療法人愛宣会ひたち医療センター	0.0583	0.0252	0.0000
30198	茨城	医療法人聖麗会聖麗メモリアル病院	0.0886	0.0343	0.0000
30199	茨城	友愛記念病院	0.0797	0.0186	0.0000
30200	茨城	古河赤十字病院	0.0567	0.0206	0.0000
30201	茨城	医療法人徳洲会古河総合病院	0.0475	0.0435	0.0000
30202	茨城	公益社団法人地域医療振興協会石岡第一病院	0.0630	0.0323	- 0.0070
30203	茨城	茨城県西部メディカルセンター	0.0568	0.0105	0.0000
30204	茨城	龍ケ崎済生会病院	0.0652	0.0267	0.0000
30205	茨城	北茨城市民病院	0.0476	0.0138	0.0000
30206	茨城	ＪＡとりで総合医療センター	0.0980	0.0368	0.0000
30207	茨城	医療法人社団常仁会牛久愛和総合病院	0.0650	0.0291	0.0000
30208	茨城	社会医療法人若竹会つくばセントラル病院	0.0712	0.0355	0.0000
30209	茨城	一般財団法人筑波麓仁会筑波学園病院	0.0576	0.0093	0.0000
30210	茨城	公益財団法人筑波メディカルセンター筑波メディカルセンター病院	0.1058	0.0275	0.0000
30211	茨城	株式会社日立製作所ひたちなか総合病院	0.0804	0.0214	0.0000
30212	茨城	医療法人社団愛友会勝田病院	0.0440	0.0244	0.0000
30213	茨城	医療法人社団善仁会小山記念病院	0.0857	0.0221	0.0000
30214	茨城	社会医療法人社団光仁会総合守谷第一病院	0.0938	0.0304	0.0000
30215	茨城	守谷慶友病院	0.0694	0.0240	0.0000
30216	茨城	医療法人博仁会志村大宮病院	0.0716	0.0066	0.0000
30217	茨城	常陸大宮済生会病院	0.0478	0.0311	0.0000
30218	茨城	独立行政法人国立病院機構水戸医療センター	0.0779	0.0284	0.0000
30219	茨城	村立東海病院	0.0844	0.0115	0.0000
30220	茨城	東京医科大学茨城医療センター	0.0787	0.0232	0.0000
30221	茨城	茨城西南医療センター病院	0.0959	0.0287	0.0000
30222	茨城	独立行政法人国立病院機構霞ヶ浦医療センター	0.0582	0.0021	0.0000
30223	栃木	独立行政法人地域医療機能推進機構うつのみや病院	0.0552	0.0273	0.0000
30224	栃木	宇都宮記念病院	0.0560	0.0116	0.0000
30225	栃木	栃木県立がんセンター	0.0801	0.0029	0.0000
30226	栃木	とちぎメディカルセンターしもつが	0.0750	0.0244	0.0000
30227	栃木	佐野厚生総合病院	0.0927	0.0218	0.0000
30228	栃木	上都賀総合病院	0.0782	0.0250	0.0000
30229	栃木	学校法人獨協学園獨協医科大学日光医療センター	0.0597	0.0149	0.0000
30230	栃木	新小山市民病院	0.1000	0.0399	0.0000
30231	栃木	芳賀赤十字病院	0.1075	0.0183	0.0000
30232	栃木	菅間記念病院	0.0459	0.0130	0.0000
30233	栃木	石橋総合病院	0.0645	0.0155	0.0000
30234	栃木	黒須病院	0.0753	0.0150	0.0000
30235	栃木	日本赤十字社栃木県支部足利赤十字病院	0.1167	0.0327	0.0000
30236	栃木	那須赤十字病院	0.1113	0.0250	0.0000
30237	栃木	国際医療福祉大学病院	0.0876	0.0156	0.0000
30238	栃木	独立行政法人国立病院機構栃木医療センター	0.0780	0.0275	0.0000
30239	栃木	独立行政法人国立病院機構宇都宮病院	0.0822	0.0386	0.0000
30240	群馬	独立行政法人地域医療機能推進機構群馬中央病院	0.0678	0.0122	0.0000
30241	群馬	群馬県済生会前橋病院	0.0747	0.0189	0.0000
30242	群馬	公益財団法人老年病研究所附属病院	0.0947	0.0327	- 0.0150
30243	群馬	善衆会病院	0.0697	0.0034	0.0000
30244	群馬	公益財団法人脳血管研究所美原記念病院	0.1097	0.0550	- 0.0184
30245	群馬	伊勢崎市民病院	0.1070	0.0245	0.0000
30246	群馬	沼田脳神経外科循環器科病院	0.0643	0.0405	0.0000
30247	群馬	利根中央病院	0.0953	0.0336	0.0000
30248	群馬	北関東循環器病院	0.0325	0.0291	0.0000
30249	群馬	医療法人社団日高会日高病院	0.0675	0.0236	0.0000
30250	群馬	黒沢病院	0.0735	0.0338	0.0000
30251	群馬	公立藤岡総合病院	0.1249	0.0294	0.0000
30252	群馬	公立富岡総合病院	0.1123	0.0338	0.0000
30253	群馬	原町赤十字病院	0.0547	0.0238	- 0.0033
30254	群馬	西吾妻福祉病院	0.1059	0.0411	- 0.0049
30255	群馬	桐生厚生総合病院	0.0972	0.0227	0.0000
30256	群馬	医療法人財団明理会イムス太田中央総合病院	0.0533	0.0085	0.0000
30257	群馬	公立館林厚生病院	0.0847	0.0292	0.0000
30258	群馬	医療法人社団三思会東邦病院	0.0601	0.0261	0.0000
30259	群馬	医療法人社団東郷会恵愛堂病院	0.0665	0.0085	0.0000
30260	群馬	群馬県立心臓血管センター	0.0510	0.0227	0.0000
30261	群馬	群馬県立がんセンター	0.0857	0.0068	0.0000
30262	群馬	群馬県立小児医療センター	0.0514	0.0071	0.0000
30263	群馬	独立行政法人国立病院機構高崎総合医療センター	0.1340	0.0249	0.0000
30264	群馬	独立行政法人国立病院機構渋川医療センター	0.0811	0.0122	0.0000
30265	埼玉	独立行政法人地域医療機能推進機構埼玉メディカルセンター	0.0639	0.0164	0.0000
30266	埼玉	医療法人社団松弘会三愛病院	0.0720	0.0315	0.0000
30267	埼玉	社会福祉法人恩賜財団済生会支部埼玉県済生会川口総合病院	0.0985	0.0238	0.0000
30268	埼玉	医療法人健仁会益子病院	0.0405	0.0106	0.0000
30269	埼玉	埼玉協同病院	0.0772	0.0329	0.0000
30270	埼玉	医療法人社団協友会東川口病院	0.0689	0.0258	0.0000
30271	埼玉	川口市立医療センター	0.1196	0.0304	0.0000
30272	埼玉	医療法人新青会川口工業総合病院	0.0812	0.0149	0.0000
30273	埼玉	医療法人豊仁会三井病院	0.0494	0.0266	0.0000
30274	埼玉	武蔵野総合病院	0.0682	0.0241	0.0000
30275	埼玉	社会医療法人社団尚篤会赤心堂病院	0.0502	0.0175	0.0000
30276	埼玉	医療法人社団誠弘会池袋病院	0.0603	0.0114	0.0000
30277	埼玉	医療法人社団哺育会白岡中央総合病院	0.0753	0.0369	0.0000
30278	埼玉	医療法人財団明理会春日部中央総合病院	0.0566	0.0148	0.0000

	都道府県	病　院	機能評価係数Ⅱ	救急補正係数	激変緩和係数
30279	埼玉	秀和総合病院	0.0692	0.0284	0.0000
30280	埼玉	春日部市立医療センター	0.0705	0.0135	0.0000
30281	埼玉	医療法人慈正会丸山記念総合病院	0.0573	0.0328	0.0000
30282	埼玉	越谷市立病院	0.0695	0.0204	0.0000
30283	埼玉	医療法人社団協友会越谷誠和病院	0.0651	0.0200	0.0000
30284	埼玉	医療法人道心会埼玉東部循環器病院	0.0676	0.0269	0.0000
30285	埼玉	医療法人土屋小児病院	0.0541	0.0005	0.0000
30286	埼玉	医療法人社団協友会八潮中央総合病院	0.0526	0.0157	0.0000
30287	埼玉	医療法人財団健和会みさと健和病院	0.0567	0.0356	0.0000
30288	埼玉	医療法人社団愛友会三郷中央総合病院	0.0600	0.0253	0.0000
30289	埼玉	三愛会総合病院	0.0589	0.0191	0.0000
30290	埼玉	医療法人社団愛友会伊奈病院	0.0560	0.0252	0.0000
30291	埼玉	埼玉県立がんセンター	0.1090	0.0000	0.0000
30292	埼玉	医療法人社団愛友会上尾中央総合病院	0.1250	0.0228	0.0000
30293	埼玉	草加市立病院	0.0794	0.0214	0.0000
30294	埼玉	医療法人社団東光会戸田中央総合病院	0.0998	0.0258	0.0000
30295	埼玉	医療法人社団武蔵野会ＴＭＧあさか医療センター	0.0845	0.0200	0.0000
30296	埼玉	医療法人社団明芳会イムス三芳総合病院	0.0548	0.0238	0.0000
30297	埼玉	社会医療法人至仁会圏央所沢病院	0.1077	0.0444	0.0000
30298	埼玉	所沢美原総合病院	0.1090	0.0337	0.0000
30299	埼玉	医療法人財団明理会イムス富士見総合病院	0.0886	0.0411	0.0000
30300	埼玉	埼玉慈恵病院	0.0652	0.0132	0.0000
30301	埼玉	社会医療法人熊谷総合病院	0.0803	0.0340	0.0000
30302	埼玉	埼玉県立循環器・呼吸器病センター	0.0859	0.0316	0.0000
30303	埼玉	小川赤十字病院	0.0711	0.0201	0.0000
30304	埼玉	医療法人埼玉成恵会病院	0.0679	0.0068	0.0000
30305	埼玉	社会医療法人壮幸会行田総合病院	0.0805	0.0263	0.0000
30306	埼玉	社会福祉法人恩賜財団済生会支部埼玉県済生会加須病院	0.0812	0.0339	0.0000
30307	埼玉	医療法人徳洲会羽生総合病院	0.0706	0.0413	0.0000
30308	埼玉	深谷赤十字病院	0.1103	0.0245	0.0000
30309	埼玉	医療法人徳洲会皆野病院	0.0937	0.0348	0.0000
30310	埼玉	秩父市立病院	0.0781	0.0360	0.0000
30311	埼玉	医療法人社団武蔵野会新座志木中央総合病院	0.0839	0.0293	0.0000
30312	埼玉	学校法人北里研究所北里大学メディカルセンター	0.0722	0.0293	0.0000
30313	埼玉	蓮田病院	0.0451	0.0191	0.0000
30314	埼玉	社会医療法人ジャパンメディカルアライアンス東埼玉総合病院	0.0536	0.0108	0.0000
30315	埼玉	医療法人関越病院	0.0865	0.0290	0.0000
30316	埼玉	医療法人社団協友会吉川中央総合病院	0.0541	0.0392	0.0000
30317	埼玉	さいたま市立病院	0.1256	0.0274	0.0000
30318	埼玉	社会医療法人さいたま市民医療センターさいたま市民医療センター	0.0818	0.0302	0.0000
30319	埼玉	医療法人社団協友会彩の国東大宮メディカルセンター	0.0753	0.0320	0.0000
30320	埼玉	独立行政法人地域医療機能推進機構さいたま北部医療センター	0.0630	0.0231	0.0000
30321	埼玉	埼玉県立小児医療センター	0.0827	0.0056	0.0000
30322	埼玉	独立行政法人国立病院機構埼玉病院	0.0967	0.0192	0.0000
30323	埼玉	独立行政法人国立病院機構西埼玉中央病院	0.0502	0.0150	0.0000
30324	千葉	医療法人社団普照会井上記念病院	0.0601	0.0074	0.0064
30325	千葉	独立行政法人地域医療機能推進機構千葉病院	0.0726	0.0180	0.0000
30326	千葉	千葉市立海浜病院	0.0799	0.0217	0.0000
30327	千葉	千葉県こども病院	0.0647	0.0126	0.0000
30328	千葉	医療法人社団翠明会山王病院	0.0468	0.0081	0.0000
30329	千葉	医療法人社団誠馨会千葉中央メディカルセンター	0.0687	0.0221	0.0000
30330	千葉	社会医療法人社団健脳会千葉脳神経外科病院	0.0984	0.0440	0.0000
30331	千葉	医療法人社団創進会みつわ台総合病院	0.0676	0.0277	0.0000
30332	千葉	千葉市立青葉病院	0.0910	0.0291	0.0000
30333	千葉	医療法人社団誠仁会みはま病院	0.0427	0.0095	0.2718
30334	千葉	医療法人社団淳英会おゆみの中央病院	0.0761	0.0137	0.0000
30335	千葉	医療法人社団誠馨会千葉メディカルセンター	0.0779	0.0294	0.0000
30336	千葉	医療法人社団保健会谷津保健病院	0.0587	0.0252	0.0000
30337	千葉	医療法人社団愛友会津田沼中央総合病院	0.0626	0.0333	0.0000
30338	千葉	社会福祉法人恩賜財団済生会支部千葉県済生会千葉県済生会習志野病院	0.0740	0.0264	0.0000
30339	千葉	東京女子医科大学附属八千代医療センター	0.0925	0.0153	0.0000
30340	千葉	独立行政法人労働者健康安全機構千葉労災病院	0.1127	0.0261	0.0000
30341	千葉	千葉県循環器病センター	0.0542	0.0238	0.0000
30342	千葉	帝京大学ちば総合医療センター	0.0783	0.0145	0.0000
30343	千葉	東千葉メディカルセンター	0.0779	0.0323	0.0000
30344	千葉	国保直営総合病院君津中央病院	0.1412	0.0265	0.0000
30345	千葉	公益社団法人地域医療振興協会東京ベイ・浦安市川医療センター	0.0948	0.0274	0.0000
30346	千葉	キッコーマン総合病院	0.0590	0.0256	0.0000
30347	千葉	医療法人社団圭春会小張総合病院	0.0660	0.0159	0.0000
30348	千葉	医療法人社団誠高会おおたかの森病院	0.0621	0.0275	0.0000
30349	千葉	医療法人社団協友会柏厚生総合病院	0.0775	0.0290	0.0000
30350	千葉	社会医療法人社団蛍水会名戸ヶ谷病院	0.0766	0.0255	- 0.0102
30351	千葉	医療法人社団協友会千葉愛友会記念病院	0.0405	0.0317	0.0000
30352	千葉	医療法人財団東京勤労者医療会東葛病院	0.0543	0.0269	0.0000
30353	千葉	医療法人財団明理会新松戸中央総合病院	0.0814	0.0110	0.0000
30354	千葉	医療法人財団松圓会東葛クリニック病院	0.0366	0.0001	0.0234
30355	千葉	医療法人社団誠馨会新東京病院	0.0925	0.0184	0.0000
30356	千葉	松戸市立総合医療センター	0.1083	0.0230	0.0000
30357	千葉	医療法人社団創造会平和台病院	0.0569	0.0277	0.0000
30358	千葉	医療法人社団聖仁会我孫子聖仁会病院	0.0550	0.0081	0.0034

	都道府県	病院	機能評価係数Ⅱ	救急補正係数	激変緩和係数
30359	千葉	医療法人徳洲会鎌ケ谷総合病院	0.0630	0.0387	0.0000
30360	千葉	東京歯科大学市川総合病院	0.0913	0.0278	0.0000
30361	千葉	医療法人財団明理会行徳総合病院	0.0685	0.0145	0.0000
30362	千葉	独立行政法人地域医療機能推進機構船橋中央病院	0.0829	0.0181	0.0000
30363	千葉	社会福祉法人千葉県勤労者医療協会船橋二和病院	0.0503	0.0177	0.0000
30364	千葉	医療法人社団誠馨会セコメディック病院	0.0713	0.0241	0.0000
30365	千葉	医療法人社団紺整会船橋整形外科病院	0.0969	0.0005	0.0000
30366	千葉	医療法人社団協友会船橋総合病院	0.0599	0.0307	0.0000
30367	千葉	医療法人徳洲会千葉徳洲会病院	0.0634	0.0376	0.0000
30368	千葉	医療法人SHIODA塩田記念病院	0.0620	0.0336	0.0000
30369	千葉	社会福祉法人太陽会安房地域医療センター	0.0556	0.0254	0.0000
30370	千葉	日本医科大学千葉北総病院	0.1000	0.0293	0.0000
30371	千葉	社会福祉法人聖隷福祉事業団聖隷佐倉市民病院	0.0554	0.0183	0.0000
30372	千葉	医療法人徳洲会四街道徳洲会病院	0.0559	0.0408	0.0000
30373	千葉	医療法人社団東光会北総白井病院	0.0797	0.0367	0.0000
30374	千葉	医療法人徳洲会成田富里徳洲会病院	0.0660	0.0367	0.0000
30375	千葉	千葉県立佐原病院	0.0780	0.0328	0.0000
30376	千葉	さんむ医療センター	0.0841	0.0243	0.0000
30377	千葉	独立行政法人国立病院機構千葉医療センター	0.0722	0.0207	0.0000
30378	千葉	国立研究開発法人国立国際医療研究センター国府台病院	0.0538	0.0287	0.0000
30379	東京	公益社団法人東京都教職員互助会三楽病院	0.0362	0.0086	0.0000
30380	東京	日本大学病院	0.0798	0.0140	0.0000
30381	東京	独立行政法人地域医療機能推進機構東京高輪病院	0.0464	0.0287	0.0000
30382	東京	東京都済生会中央病院	0.1098	0.0398	0.0000
30383	東京	国際医療福祉大学三田病院	0.0570	0.0052	0.0000
30384	東京	北里大学北里研究所病院	0.0770	0.0252	0.0000
30385	東京	社会福祉法人聖母会聖母病院	0.0383	0.0131	0.0000
30386	東京	独立行政法人地域医療機能推進機構東京新宿メディカルセンター	0.0769	0.0273	0.0000
30387	東京	独立行政法人地域医療機能推進機構東京山手メディカルセンター	0.0685	0.0297	0.0000
30388	東京	医療法人社団大坪会東都文京病院	0.0427	0.0077	0.0000
30389	東京	公益財団法人ライフ・エクステンション研究所付属永寿総合病院	0.0877	0.0251	0.0000
30390	東京	医療法人社団哺育会浅草病院	0.0558	0.0296	0.0000
30391	東京	社会福祉法人賛育会賛育会病院	0.0739	0.0169	0.0000
30392	東京	同愛記念病院	0.0813	0.0148	0.0000
30393	東京	医療法人伯鳳会東京曳舟病院	0.0692	0.0405	0.0000
30394	東京	地方独立行政法人東京都立病院機構東京都立墨東病院	0.1221	0.0277	0.0000
30395	東京	社会医療法人社団順江会江東病院	0.0501	0.0130	0.0000
30396	東京	社会福祉法人あそか会あそか病院	0.0568	0.0139	0.0000

	都道府県	病院	機能評価係数Ⅱ	救急補正係数	激変緩和係数
30397	東京	独立行政法人地域医療機能推進機構東京城東病院	0.0130	0.0096	0.0000
30398	東京	医療法人社団青藍会鈴木病院	0.0655	0.0200	0.0000
30399	東京	医療法人社団藤﨑病院	0.0375	0.0240	0.0000
30400	東京	順天堂大学医学部附属順天堂東京江東高齢者医療センター	0.0482	0.0118	0.0000
30401	東京	昭和大学江東豊洲病院	0.0900	0.0276	0.0000
30402	東京	公益財団法人河野臨牀医学研究所附属第三北品川病院	0.0633	0.0124	0.0000
30403	東京	昭和大学病院附属東病院	0.0316	0.0012	0.0000
30404	東京	社会医療法人社団東京巨樹の会東京品川病院	0.0957	0.0459	0.0000
30405	東京	国家公務員共済組合連合会東京共済病院	0.0604	0.0251	0.0000
30406	東京	国家公務員共済組合連合会三宿病院	0.0809	0.0323	0.0000
30407	東京	総合病院厚生中央病院	0.0466	0.0222	0.0000
30408	東京	東邦大学医療センター大橋病院	0.0950	0.0209	0.0000
30409	東京	医療法人横浜未来ヘルスケアシステム大田池上病院	0.0953	0.0301	-0.0110
30410	東京	東京労災病院	0.0610	0.0302	0.0000
30411	東京	日本赤十字社東京都支部大森赤十字病院	0.0774	0.0332	0.0000
30412	東京	独立行政法人地域医療機能推進機構東京蒲田医療センター	0.0445	0.0159	0.0000
30413	東京	医療法人社団七仁会田園調布中央病院	0.0520	0.0320	0.0000
30414	東京	大田病院	0.0419	0.0223	0.0000
30415	東京	医療法人社団松和会池上総合病院	0.0726	0.0236	0.0000
30416	東京	東急株式会社東急病院	0.0597	0.0279	0.0000
30417	東京	公益財団法人日産厚生会玉川病院	0.0868	0.0258	0.0000
30418	東京	公立学校共済組合関東中央病院	0.0757	0.0371	0.0000
30419	東京	社会福祉法人康和会久我山病院	0.0536	0.0178	0.0000
30420	東京	医療法人横浜未来ヘルスケアシステム奥沢病院	0.0509	0.0387	0.0000
30421	東京	JR東京総合病院	0.0700	0.0179	0.0000
30422	東京	伊藤病院	0.0508	0.0003	0.0000
30423	東京	東京医療生活協同組合新渡戸記念中野総合病院	0.0685	0.0496	0.0000
30424	東京	一般財団法人自警会東京警察病院	0.0915	0.0215	0.0000
30425	東京	医療法人財団健貢会総合東京病院	0.0786	0.0250	0.0000
30426	東京	河北総合病院	0.0846	0.0277	0.0000
30427	東京	医療法人財団荻窪病院	0.0638	0.0165	0.0000
30428	東京	医療法人財団アドベンチスト会東京衛生アドベンチスト病院	0.0592	0.0163	0.0000
30429	東京	ニューハート・ワタナベ国際病院	0.1031	0.0012	-0.0366
30430	東京	杏林大学医学部付属杉並病院	0.0760	0.0209	0.0000
30431	東京	地方独立行政法人東京都立病院機構東京都立大塚病院	0.0662	0.0184	0.0000
30432	東京	公益社団法人地域医療振興協会東京北医療センター	0.0892	0.0303	0.0000
30433	東京	医療法人財団明理会明理会中央総合病院	0.0815	0.0205	0.0000
30434	東京	医療法人社団明芳会板橋中央総合病院	0.1023	0.0207	0.0000
30435	東京	医療法人社団明芳会イムス記念病院	0.0266	0.0041	0.0000
30436	東京	東京都健康長寿医療センター	0.0838	0.0283	0.0000

	都道府県	病院	機能評価係数Ⅱ	救急補正係数	激変緩和係数
30437	東京	医療法人財団明理会明理会東京大和病院	0.0703	0.0028	0.0000
30438	東京	医療法人社団明芳会高島平中央総合病院	0.0718	0.0155	0.0000
30439	東京	地方独立行政法人東京都立病院機構東京都立豊島病院	0.0711	0.0259	0.0000
30440	東京	順天堂大学医学部附属練馬病院	0.0984	0.0265	0.0000
30441	東京	公益財団法人東京都医療保健協会練馬総合病院	0.0555	0.0260	0.0000
30442	東京	公益社団法人地域医療振興協会練馬光が丘病院	0.0838	0.0393	0.0000
30443	東京	博慈会記念総合病院	0.0655	0.0338	0.0000
30444	東京	社会医療法人社団慈生会等潤病院	0.0534	0.0203	0.0000
30445	東京	医療法人社団けいせい会東京北部病院	0.0565	0.0131	0.0000
30446	東京	医療法人社団苑田会苑田第一病院	0.1044	0.0514	0.0000
30447	東京	綾瀬循環器病院	0.1085	0.0345	0.0000
30448	東京	東京女子医科大学附属足立医療センター	0.0980	0.0175	0.0000
30449	東京	東京慈恵会医科大学葛飾医療センター	0.0893	0.0253	0.0000
30450	東京	医療法人社団直和会平成立石病院	0.0687	0.0350	0.0000
30451	東京	医療法人社団明芳会イムス葛飾ハートセンター	0.0974	0.0195	0.0000
30452	東京	医療法人社団明芳会イムス東京葛飾総合病院	0.0714	0.0079	0.0000
30453	東京	東京かつしか赤十字母子医療センター	0.0283	0.0044	0.0000
30454	東京	地方独立行政法人東京都立病院機構東京都立東部地域病院	0.0661	0.0299	0.0000
30455	東京	社会福祉法人仁生会江戸川病院	0.0947	0.0181	0.0000
30456	東京	医療法人社団同愛会病院	0.0411	0.0180	0.0000
30457	東京	医療法人社団昌医会葛西昌医会病院	0.0652	0.0317	0.0000
30458	東京	日本私立学校振興・共済事業団東京臨海病院	0.0884	0.0250	0.0000
30459	東京	社会医療法人社団森山医会森山記念病院	0.0968	0.0245	0.0000
30460	東京	公益財団法人結核予防会新山手病院	0.0597	0.0207	0.0000
30461	東京	地方独立行政法人東京都立病院機構東京都立多摩北部医療センター	0.0718	0.0190	0.0000
30462	東京	医療法人社団仁成会高木病院	0.0596	0.0223	0.0000
30463	東京	東海大学医学部付属八王子病院	0.1118	0.0226	0.0000
30464	東京	医療法人社団永生会南多摩病院	0.0665	0.0437	0.0000
30465	東京	医療法人社団東光会八王子山王病院	0.1045	0.0115	0.0000
30466	東京	国家公務員共済組合連合会立川病院	0.1029	0.0267	0.0000
30467	東京	立川相互病院	0.0838	0.0341	0.0000
30468	東京	町田市民病院	0.0821	0.0166	0.0000
30469	東京	社会医療法人社団正志会南町田病院	0.0742	0.0270	0.0000
30470	東京	医療法人啓仁会吉祥寺南病院	0.0986	0.0321	- 0.0236
30471	東京	日野市立病院	0.0544	0.0273	0.0000
30472	東京	医療法人財団慈生会野村病院	0.0533	0.0051	0.0000
30473	東京	医療法人社団永寿会三鷹中央病院	0.0617	0.0127	0.0000
30474	東京	府中恵仁会病院	0.0678	0.0291	0.0000

	都道府県	病院	機能評価係数Ⅱ	救急補正係数	激変緩和係数
30475	東京	公益財団法人榊原記念財団附属榊原記念病院	0.0874	0.0118	0.0000
30476	東京	地方独立行政法人東京都立病院機構東京都立小児総合医療センター	0.0818	0.0149	0.0000
30477	東京	医療法人社団時正会佐々総合病院	0.0850	0.0522	0.0000
30478	東京	医療法人社団東光会西東京中央総合病院	0.0599	0.0361	0.0000
30479	東京	社会福祉法人恩賜財団東京都同胞援護会昭島病院	0.0517	0.0152	0.0000
30480	東京	医療法人徳洲会東京西徳洲会病院	0.0750	0.0439	0.0000
30481	東京	医療法人社団武蔵野会一橋病院	0.0607	0.0264	0.0000
30482	東京	公立福生病院	0.0706	0.0263	0.0000
30483	東京	東京慈恵会医科大学附属第三病院	0.0839	0.0193	0.0000
30484	東京	社会医療法人財団大和会東大和病院	0.0782	0.0398	0.0000
30485	東京	公益財団法人結核予防会複十字病院	0.0532	0.0140	0.0000
30486	東京	社会医療法人財団大和会武蔵村山病院	0.0635	0.0347	0.0000
30487	東京	日本医科大学多摩永山病院	0.0811	0.0271	0.0000
30488	東京	地方独立行政法人東京都立病院機構東京都立多摩南部地域病院	0.0696	0.0172	0.0000
30489	東京	稲城市立病院	0.0505	0.0174	0.0000
30490	東京	公立阿伎留医療センター	0.0770	0.0278	0.0000
30491	東京	医療法人徳洲会武蔵野徳洲会病院	0.0598	0.0430	0.0000
30492	東京	医療法人社団下田緑眞会世田谷北部病院	0.1001	0.0198	0.0000
30493	東京	社会医療法人財団仁医会牧田総合病院	0.0819	0.0295	0.0000
30494	東京	地方独立行政法人東京都立病院機構東京都立荏原病院	0.0630	0.0374	0.0000
30495	東京	地方独立行政法人東京都立病院機構東京都立大久保病院	0.0545	0.0187	0.0000
30496	東京	地方独立行政法人東京都立病院機構東京都立広尾病院	0.0615	0.0275	0.0000
30497	東京	国立研究開発法人国立成育医療研究センター	0.0830	0.0028	0.0000
30498	東京	独立行政法人国立病院機構災害医療センター	0.1070	0.0316	0.0000
30499	東京	独立行政法人国立病院機構村山医療センター	0.0575	0.0070	0.0000
30500	東京	独立行政法人国立病院機構東京病院	0.0471	0.0227	0.0000
30501	東京	東京逓信病院	0.0727	0.0204	0.0000
30502	神奈川	汐田総合病院	0.0754	0.0471	- 0.0048
30503	神奈川	社会福祉法人恩賜財団済生会支部神奈川県済生会神奈川県病院	0.0493	0.0202	0.0000
30504	神奈川	一般財団法人神奈川県警友会けいゆう病院	0.0701	0.0222	0.0000
30505	神奈川	独立行政法人地域医療機能推進機構横浜中央病院	0.0503	0.0208	0.0000
30506	神奈川	神奈川県立こども医療センタ	0.1114	0.0045	0.0000
30507	神奈川	横浜保土ケ谷中央病院	0.0474	0.0289	0.0000
30508	神奈川	医療法人社団明芳会イムス横浜狩場脳神経外科病院	0.0603	0.0057	0.0000
30509	神奈川	聖隷横浜病院	0.0622	0.0132	0.0000
30510	神奈川	磯子中央病院	0.0793	0.0300	0.0000
30511	神奈川	医療法人社団協友会金沢文庫病院	0.0602	0.0174	0.0000

	都道府県	病院	機能評価係数Ⅱ	救急補正係数	激変緩和係数
30512	神奈川	神奈川県立循環器呼吸器病センター	0.1092	0.0075	0.0000
30513	神奈川	独立行政法人労働者健康安全機構横浜労災病院	0.1001	0.0231	0.0000
30514	神奈川	菊名記念病院	0.0798	0.0432	0.0000
30515	神奈川	医療法人横浜未来ヘルスケアシステム戸塚共立第1病院	0.0582	0.0472	0.0000
30516	神奈川	医療法人横浜未来ヘルスケアシステム戸塚共立第2病院	0.0681	0.0329	0.0000
30517	神奈川	西横浜国際総合病院	0.0530	0.0296	0.0000
30518	神奈川	医療法人財団明理会東戸塚記念病院	0.0682	0.0198	0.0000
30519	神奈川	医療法人徳洲会葉山ハートセンター	0.0477	0.0428	0.0000
30520	神奈川	医療法人徳洲会湘南大磯病院	0.0529	0.0344	0.0000
30521	神奈川	神奈川県立足柄上病院	0.0654	0.0388	0.0000
30522	神奈川	社会福祉法人日本医療伝道会衣笠病院	0.0235	0.0167	0.0000
30523	神奈川	横須賀市立市民病院	0.0679	0.0235	0.0000
30524	神奈川	横須賀市立うわまち病院	0.0939	0.0219	0.0000
30525	神奈川	医療法人横浜未来ヘルスケアシステムよこすか浦賀病院	0.0305	0.0290	0.0000
30526	神奈川	平塚市民病院	0.1195	0.0340	0.0000
30527	神奈川	大船中央病院	0.0625	0.0236	0.0000
30528	神奈川	一般財団法人同友会藤沢湘南台病院	0.0560	0.0201	0.0000
30529	神奈川	医療法人徳洲会湘南藤沢徳洲会病院	0.1035	0.0422	0.0000
30530	神奈川	小田原市立病院	0.1172	0.0328	0.0000
30531	神奈川	医療法人尽誠会山近記念総合病院	0.0342	0.0132	0.0000
30532	神奈川	茅ヶ崎市立病院	0.0884	0.0295	0.0000
30533	神奈川	湘南東部総合病院	0.0647	0.0322	0.0000
30534	神奈川	医療法人徳洲会茅ヶ崎徳洲会病院	0.0352	0.0359	0.0000
30535	神奈川	医療法人社団相和会渕野辺総合病院	0.0395	0.0161	0.0000
30536	神奈川	独立行政法人地域医療機能推進機構相模野病院	0.0702	0.0154	0.0000
30537	神奈川	相模原赤十字病院	0.0848	0.0319	0.0000
30538	神奈川	神奈川県厚生農業協同組合連合会相模原協同病院	0.1125	0.0285	0.0000
30539	神奈川	秦野赤十字病院	0.0711	0.0341	0.0000
30540	神奈川	東名厚木病院	0.0964	0.0256	0.0000
30541	神奈川	厚木市立病院	0.0814	0.0252	0.0000
30542	神奈川	医療法人徳洲会湘南厚木病院	0.0581	0.0344	0.0000
30543	神奈川	大和市立病院	0.0830	0.0249	0.0000
30544	神奈川	医療法人徳洲会大和徳洲会病院	0.0624	0.0407	0.0000
30545	神奈川	医療法人社団哺育会桜ヶ丘中央病院	0.0759	0.0231	0.0000
30546	神奈川	社会医療法人三栄会中央林間病院	0.1175	0.0275	0.0000
30547	神奈川	社会福祉法人恩賜財団済生会支部神奈川県済生会横浜市南部病院	0.1056	0.0359	0.0000
30548	神奈川	医療法人社団仁明会秋山脳神経外科病院	0.0851	0.0199	0.0000
30549	神奈川	医療法人社団明芳会横浜旭中央総合病院	0.0777	0.0156	0.0000
30550	神奈川	聖マリアンナ医科大学横浜市西部病院	0.0835	0.0180	0.0000
30551	神奈川	医療法人社団恵生会上白根病院	0.0598	0.0295	0.0000
30552	神奈川	神奈川県立がんセンター	0.1311	0.0039	0.0000
30553	神奈川	医療法人社団武蔵野会牧野記念病院	0.0906	0.0331	0.0000
30554	神奈川	医療法人社団三喜会横浜新緑総合病院	0.0756	0.0356	0.0000
30555	神奈川	国家公務員共済組合連合会横浜栄共済病院	0.0887	0.0310	0.0000
30556	神奈川	ゆめが丘総合病院	0.0622	0.0229	0.0000
30557	神奈川	社会福祉法人親善福祉協会国際親善総合病院	0.0736	0.0368	0.0000
30558	神奈川	医療法人横浜未来ヘルスケアシステム戸塚共立いずみ野病院	0.0774	0.0333	0.0000
30559	神奈川	医療法人社団明芳会横浜新都市脳神経外科病院	0.0927	0.0311	0.0000
30560	神奈川	医療法人社団緑成会横浜総合病院	0.0684	0.0278	0.0000
30561	神奈川	医療法人社団一成会たちばな台病院	0.0455	0.0027	0.0000
30562	神奈川	昭和大学横浜市北部病院	0.1051	0.0169	0.0000
30563	神奈川	神奈川県厚生農業協同組合連合会伊勢原協同病院	0.0837	0.0192	0.0000
30564	神奈川	医療法人興生会相模台病院	0.0294	0.0125	0.0000
30565	神奈川	社会医療法人ジャパンメディカルアライアンス座間総合病院	0.0588	0.0085	0.0000
30566	神奈川	社会医療法人ジャパンメディカルアライアンス海老名総合病院	0.1022	0.0269	0.0000
30567	神奈川	川崎市立川崎病院	0.1181	0.0213	0.0000
30568	神奈川	医療法人愛仁会太田総合病院	0.0403	0.0151	0.0000
30569	神奈川	医療法人誠医会宮川病院	0.0535	0.0183	0.0000
30570	神奈川	川崎医療生活協同組合川崎協同病院	0.0725	0.0110	0.0000
30571	神奈川	医療法人社団慶友会第一病院	0.0509	0.0144	0.0000
30572	神奈川	日本鋼管病院	0.0754	0.0179	0.0000
30573	神奈川	川崎市立井田病院	0.0764	0.0238	0.0000
30574	神奈川	日本医科大学武蔵小杉病院	0.0938	0.0205	0.0000
30575	神奈川	医療法人社団亮正会総合高津中央病院	0.0801	0.0211	0.0000
30576	神奈川	国家公務員共済組合連合会虎の門病院分院	0.1138	0.0166	0.0000
30577	神奈川	帝京大学医学部附属溝口病院	0.0774	0.0115	0.0000
30578	神奈川	川崎市立多摩病院	0.0727	0.0281	0.0000
30579	神奈川	医療法人社団三成会新百合ヶ丘総合病院	0.1030	0.0160	0.0000
30580	神奈川	横浜市立脳卒中・神経脊椎センター	0.0951	0.0308	0.0000
30581	神奈川	横浜市みなと赤十字病院	0.1163	0.0272	0.0000
30582	神奈川	独立行政法人国立病院機構横浜医療センター	0.1073	0.0246	0.0000
30583	神奈川	独立行政法人国立病院機構相模原病院	0.0751	0.0245	0.0000
30584	新潟	新潟中央病院	0.0690	0.0050	0.0000
30585	新潟	新潟県立がんセンター新潟病院	0.0827	0.0025	0.0000
30586	新潟	社会福祉法人恩賜財団済生会新潟病院	0.1074	0.0202	0.0000
30587	新潟	社会医療法人桑名恵風会桑名病院	0.0834	0.0453	0.0000
30588	新潟	新潟臨港病院	0.0445	0.0106	0.0000
30589	新潟	新潟白根総合病院	0.0462	0.0334	0.0000
30590	新潟	厚生連豊栄病院	0.0378	0.0210	0.0135
30591	新潟	医療法人愛仁会亀田第一病院	0.0639	0.0155	0.0000
30592	新潟	社会福祉法人新潟市社会事業協会信楽園病院	0.0506	0.0104	0.0000
30593	新潟	猫山宮尾病院	0.0760	0.0076	0.0000
30594	新潟	新潟県厚生農業協同組合連合会新潟医療センター	0.0623	0.0282	0.0000

	都道府県	病院	機能評価係数Ⅱ	救急補正係数	激変緩和係数
30595	新潟	新潟医療生活協同組合木戸病院	0.0486	0.0182	0.0000
30596	新潟	下越病院	0.0641	0.0273	0.0000
30597	新潟	新潟南病院	0.0718	0.0145	0.0000
30598	新潟	長岡赤十字病院	0.1542	0.0227	0.0000
30599	新潟	立川綜合病院	0.0854	0.0188	0.0000
30600	新潟	独立行政法人労働者健康安全機構新潟労災病院	0.0748	0.0159	0.0000
30601	新潟	新潟県立中央病院	0.1313	0.0201	0.0000
30602	新潟	新潟県厚生農業協同組合連合会上越総合病院	0.0632	0.0260	0.0000
30603	新潟	済生会三条病院	0.0564	0.0140	0.0000
30604	新潟	富永草野病院	0.0625	0.0022	0.0000
30605	新潟	新潟県厚生農業協同組合連合会柏崎総合医療センター	0.0706	0.0309	0.0000
30606	新潟	新潟県立新発田病院	0.1397	0.0252	0.0000
30607	新潟	新潟県厚生農業協同組合連合会小千谷総合病院	0.0514	0.0307	0.0000
30608	新潟	新潟県立十日町病院	0.0719	0.0357	0.0000
30609	新潟	村上総合病院	0.0629	0.0144	0.0000
30610	新潟	社会福祉法人恩賜財団済生会新潟県央基幹病院	0.0900	0.0351	0.0000
30611	新潟	厚生連糸魚川総合病院	0.0570	0.0294	0.0000
30612	新潟	五泉中央病院	0.0151	0.0148	0.0000
30613	新潟	新潟県厚生農業協同組合連合会佐渡総合病院	0.1258	0.0358	0.0000
30614	新潟	新潟県地域医療推進機構魚沼基幹病院	0.1127	0.0212	0.0000
30615	新潟	南魚沼市民病院	0.0520	0.0160	0.0000
30616	富山	富山市立富山市民病院	0.1021	0.0258	0.0000
30617	富山	富山赤十字病院	0.1056	0.0202	0.0000
30618	富山	富山県済生会富山病院	0.0729	0.0391	0.0000
30619	富山	西能病院	0.1125	0.0001	0.0000
30620	富山	富山西総合病院	0.0514	0.0159	0.0000
30621	富山	高岡市民病院	0.0839	0.0183	0.0000
30622	富山	独立行政法人地域医療機能推進機構高岡ふしき病院	0.0238	0.0086	0.0359
30623	富山	富山県済生会高岡病院	0.0648	0.0167	0.0000
30624	富山	医療法人社団整志会沢田記念高岡整志会病院	0.0765	0.0001	0.0000
30625	富山	独立行政法人労働者健康安全機構富山労災病院	0.0489	0.0202	0.0000
30626	富山	金沢医科大学氷見市民病院	0.0503	0.0183	0.0000
30627	富山	富山県厚生農業協同組合連合会滑川病院	0.0499	0.0231	0.0000
30628	富山	黒部市民病院	0.1265	0.0196	0.0000
30629	富山	市立砺波総合病院	0.1154	0.0305	0.0000
30630	富山	公立学校共済組合北陸中央病院	0.0784	0.0212	- 0.0016
30631	富山	かみいち総合病院	0.1021	0.0133	- 0.0026
30632	富山	真生会富山病院	0.0891	0.0164	0.0000
30633	富山	射水市民病院	0.0705	0.0183	0.0000
30634	富山	南砺市民病院	0.0755	0.0167	0.0000
30635	石川	国家公務員共済組合連合会北陸病院	0.0484	0.0009	0.0000
30636	石川	金沢市立病院	0.0591	0.0392	0.0000
30637	石川	公益社団法人石川勤労者医療協会城北病院	0.0515	0.0077	0.0000
30638	石川	石川赤十字病院	0.0447	0.0221	0.0000
30639	石川	医療法人社団浅ノ川心臓血管センター金沢循環器病院	0.0580	0.0126	0.0000
30640	石川	木島病院	0.0883	0.0017	0.0000
30641	石川	石川県済生会金沢病院	0.0716	0.0184	0.0000
30642	石川	独立行政法人地域医療機能推進機構金沢病院	0.0495	0.0173	0.0000
30643	石川	医療法人社団浅ノ川浅ノ川総合病院	0.0684	0.0202	0.0000
30644	石川	金沢有松病院	0.0194	0.0027	0.0000
30645	石川	社会医療法人財団董仙会恵寿金沢病院	0.1145	0.0021	- 0.2870
30646	石川	社会医療法人財団董仙会恵寿総合病院	0.0899	0.0250	0.0000
30647	石川	公立能登総合病院	0.0967	0.0264	0.0000
30648	石川	特定医療法人社団勝木会やわたメディカルセンター	0.0757	0.0272	0.0000
30649	石川	国民健康保険小松市民病院	0.1052	0.0218	0.0000
30650	石川	市立輪島病院	0.1004	0.0317	- 0.0201
30651	石川	加賀市医療センター	0.0934	0.0314	0.0000
30652	石川	公立羽咋病院	0.0613	0.0192	0.0000
30653	石川	医療法人社団浅ノ川金沢脳神経外科病院	0.0834	0.0336	0.0000
30654	石川	公立松任石川中央病院	0.0741	0.0212	0.0000
30655	石川	公立つるぎ病院	0.0693	0.0283	0.0000
30656	石川	医療法人社団和楽仁芳珠記念病院	0.0865	0.0204	0.0000
30657	石川	独立行政法人国立病院機構金沢医療センター	0.0818	0.0202	0.0000
30658	福井	福井赤十字病院	0.1101	0.0183	0.0000
30659	福井	福井循環器病院	0.0549	0.0082	0.0000
30660	福井	福井総合病院	0.0872	0.0153	0.0000
30661	福井	福井厚生病院	0.0543	0.0124	- 0.0345
30662	福井	市立敦賀病院	0.0907	0.0109	0.0000
30663	福井	医療法人林病院	0.1140	0.0118	- 0.0096
30664	福井	杉田玄白記念公立小浜病院	0.0786	0.0105	0.0000
30665	福井	独立行政法人地域医療機能推進機構福井勝山総合病院	0.0565	0.0150	0.0000
30666	福井	公立丹南病院	0.0896	0.0127	0.0000
30667	山梨	甲府共立病院	0.0716	0.0271	0.0000
30668	山梨	山梨県立中央病院	0.1279	0.0246	0.0000
30669	山梨	市立甲府病院	0.0713	0.0210	0.0000
30670	山梨	独立行政法人地域医療機能推進機構山梨病院	0.0431	0.0258	0.0000
30671	山梨	公益財団法人山梨厚生会山梨厚生病院	0.0768	0.0180	0.0000
30672	山梨	国民健康保険富士吉田市立病院	0.0896	0.0202	0.0000
30673	山梨	山梨赤十字病院	0.0868	0.0150	0.0000
30674	山梨	医療法人徳洲会白根徳洲会病院	0.0711	0.0460	0.0000
30675	山梨	医療法人社団協友会笛吹中央病院	0.0650	0.0191	0.0000
30676	山梨	上野原市立病院	0.0832	0.0136	- 0.0043
30677	山梨	独立行政法人国立病院機構甲府病院	0.0334	0.0148	0.0000
30678	長野	長野県厚生農業協同組合連合会長野松代総合病院	0.0583	0.0183	0.0000
30679	長野	長野県厚生農業協同組合連合会南長野医療センター篠ノ井総合病院	0.0985	0.0267	0.0000
30680	長野	長野医療生活協同組合長野中央病院	0.0587	0.0230	0.0000
30681	長野	医療法人健成会小林脳神経外科病院	0.0816	0.0408	0.0000
30682	長野	藤森病院	0.0296	0.0018	0.0304
30683	長野	社会医療法人抱生会丸の内病院	0.0721	0.0008	0.0000
30684	長野	社会医療法人財団慈泉会相澤病院	0.1146	0.0230	0.0000
30685	長野	松本協立病院	0.0647	0.0154	0.0000
30686	長野	一之瀬脳神経外科病院	0.0884	0.0233	0.0000
30687	長野	松本市立病院	0.0961	0.0233	- 0.0026
30688	長野	丸子中央病院	0.0596	0.0144	0.0000
30689	長野	岡谷市病院	0.0655	0.0168	0.0000
30690	長野	飯田市立病院	0.1180	0.0210	0.0000
30691	長野	社会医療法人栗山会飯田病院	0.0670	0.0052	0.0000
30692	長野	健和会病院	0.0684	0.0147	0.0000

	都道府県	病院	機能評価係数Ⅱ	救急補正係数	激変緩和係数
30693	長野	輝山会記念病院	0.0555	0.0076	0.0260
30694	長野	長野県立信州医療センター	0.0619	0.0058	0.0000
30695	長野	長野県厚生農業協同組合連合会浅間南麓こもろ医療センター	0.0536	0.0247	0.0000
30696	長野	伊那中央病院	0.1189	0.0158	0.0000
30697	長野	昭和伊南総合病院	0.0693	0.0075	0.0000
30698	長野	長野県厚生農業協同組合連合会北信総合病院	0.1118	0.0249	0.0000
30699	長野	市立大町総合病院	0.0915	0.0337	0.0000
30700	長野	飯山赤十字病院	0.1134	0.0394	0.0000
30701	長野	組合立諏訪中央病院	0.1167	0.0379	0.0000
30702	長野	長野県厚生農業協同組合連合会佐久総合病院	0.0537	0.0296	0.0000
30703	長野	佐久市立国保浅間総合病院	0.0888	0.0191	0.0000
30704	長野	長野県厚生農業協同組合連合会佐久総合病院小海分院	0.0760	0.0336	0.0000
30705	長野	国民健康保険依田窪病院	0.0836	0.0095	0.0000
30706	長野	長野県厚生農業協同組合連合会富士見高原医療福祉センター富士見高原病院	0.0629	0.0164	0.0000
30707	長野	長野県厚生農業協同組合連合会下伊那厚生病院	0.0514	0.0238	0.0072
30708	長野	長野県立木曽病院	0.1036	0.0180	0.0000
30709	長野	長野県厚生農業協同組合連合会北アルプス医療センターあづみ病院	0.0747	0.0237	0.0000
30710	長野	長野県立こども病院	0.0725	0.0065	0.0000
30711	長野	安曇野赤十字病院	0.0773	0.0267	0.0000
30712	長野	医療法人仁雄会穂高病院	0.0499	0.0058	0.0000
30713	長野	独立行政法人国立病院機構信州上田医療センター	0.1019	0.0184	0.0000
30714	長野	独立行政法人国立病院機構まつもと医療センター	0.1107	0.0138	0.0023
30715	岐阜	岐阜赤十字病院	0.0555	0.0329	0.0000
30716	岐阜	医療法人社団志朋会加納渡辺病院	0.0480	0.0025	0.0000
30717	岐阜	朝日大学病院	0.0631	0.0259	0.0000
30718	岐阜	河村病院	0.0849	0.0069	0.0000
30719	岐阜	山内ホスピタル	0.0672	0.0026	0.0000
30720	岐阜	岐阜県厚生農業協同組合連合会中濃厚生病院	0.1003	0.0238	0.0000
30721	岐阜	美濃市立美濃病院	0.0896	0.0237	0.0000
30722	岐阜	羽島市民病院	0.0913	0.0327	-0.0012
30723	岐阜	公立学校共済組合東海中央病院	0.0634	0.0324	0.0000
30724	岐阜	松波総合病院	0.1048	0.0211	0.0000
30725	岐阜	岐阜県厚生農業協同組合連合会岐阜・西濃医療センター岐北厚生病院	0.0538	0.0251	0.0000
30726	岐阜	郡上市民病院	0.0417	0.0091	0.0000
30727	岐阜	社会医療法人厚生会多治見市民病院	0.0534	0.0408	0.0000
30728	岐阜	中部国際医療センター	0.1206	0.0302	0.0000
30729	岐阜	総合病院中津川市民病院	0.1042	0.0348	0.0000
30730	岐阜	岐阜県厚生農業協同組合連合会東濃中部医療センター東濃厚生病院	0.0606	0.0263	0.0000
30731	岐阜	市立恵那病院	0.0672	0.0376	0.0000
30732	岐阜	岐阜県厚生農業協同組合連合会東濃中部医療センター土岐市立総合病院	0.1004	0.0388	0.0000
30733	岐阜	医療法人徳洲会大垣徳洲会病院	0.0751	0.0386	0.0000
30734	岐阜	博慶会病院	0.0568	0.0088	0.0000
30735	岐阜	岐阜県厚生農業協同組合連合会岐阜・西濃医療センター西濃厚生病院	0.0645	0.0382	0.0000
30736	岐阜	高山赤十字病院	0.1365	0.0243	0.0000
30737	岐阜	岐阜県厚生農業協同組合連合会飛騨医療センター久美愛厚生病院	0.0822	0.0384	0.0000
30738	岐阜	独立行政法人地域医療機能推進機構可児とうのう病院	0.0534	0.0220	0.0000
30739	静岡	医療法人社団健育会西伊豆健育会病院	0.0846	0.0098	0.0000
30740	静岡	公益社団法人地域医療振興協会伊豆今井浜病院	0.0806	0.0289	0.0000
30741	静岡	伊東市民病院	0.0772	0.0204	0.0000
30742	静岡	医療法人社団伊豆七海会熱海所記念病院	0.0764	0.0427	0.0000
30743	静岡	国際医療福祉大学熱海病院	0.0607	0.0155	0.0000
30744	静岡	独立行政法人地域医療機能推進機構三島総合病院	0.0428	0.0132	0.0000
30745	静岡	社会医療法人志仁会三島中央病院	0.0758	0.0213	0.0000
30746	静岡	一般財団法人芙蓉協会聖隷沼津病院	0.0526	0.0190	0.0000
30747	静岡	沼津市立病院	0.0838	0.0278	0.0000
30748	静岡	公益社団法人有隣厚生会富士病院	0.0404	0.0092	0.0000
30749	静岡	医療法人社団宏和会岡村記念病院	0.0542	0.0117	0.0000
30750	静岡	富士宮市立病院	0.0757	0.0398	0.0000
30751	静岡	一般財団法人富士脳障害研究所附属病院	0.1053	0.0444	-0.0049
30752	静岡	富士市立中央病院	0.1049	0.0396	0.0000
30753	静岡	共立蒲原総合病院	0.0744	0.0320	0.0000
30754	静岡	独立行政法人地域医療機能推進機構桜ヶ丘病院	0.0611	0.0329	0.0000
30755	静岡	ＪＡ静岡厚生連静岡厚生病院	0.0441	0.0344	0.0000
30756	静岡	静岡済生会総合病院	0.1040	0.0258	0.0000
30757	静岡	静岡赤十字病院	0.0996	0.0224	0.0000
30758	静岡	静岡市立清水病院	0.0752	0.0384	0.0000
30759	静岡	医療法人徳洲会静岡徳洲会病院	0.0782	0.0468	-0.0041
30760	静岡	静岡県立こども病院	0.0796	0.0044	0.0000
30761	静岡	社会医療法人駿甲会コミュニティーホスピタル甲賀病院	0.0645	0.0256	0.0000
30762	静岡	岡本石井病院	0.0599	0.0109	-0.0234
30763	静岡	焼津市立総合病院	0.0930	0.0304	0.0000
30764	静岡	藤枝平成記念病院	0.0503	0.0068	0.0000
30765	静岡	藤枝市立総合病院	0.1159	0.0336	0.0000
30766	静岡	島田市立総合医療センター	0.0817	0.0253	0.0000
30767	静岡	榛原総合病院	0.0636	0.0329	0.0000
30768	静岡	市立御前崎総合病院	0.0841	0.0320	0.0000
30769	静岡	菊川市立総合病院	0.0844	0.0347	0.0000
30770	静岡	公立森町病院	0.0740	0.0270	0.0000
30771	静岡	磐田市立総合病院	0.1389	0.0339	0.0000
30772	静岡	浜松赤十字病院	0.0744	0.0197	0.0000
30773	静岡	ＪＡ静岡厚生連遠州病院	0.0704	0.0204	0.0000
30774	静岡	独立行政法人労働者健康安全機構浜松労災病院	0.0751	0.0353	0.0000
30775	静岡	浜松医療センター	0.1167	0.0255	0.0000
30776	静岡	医療法人社団松愛会松田病院	0.0427	0.0025	0.0000
30777	静岡	掛川市・袋井市病院企業団立中東遠総合医療センター	0.1134	0.0336	0.0000
30778	静岡	独立行政法人国立病院機構静岡医療センター	0.0760	0.0286	0.0000
30779	愛知	愛知県がんセンター	0.0999	0.0003	0.0000
30780	愛知	社会医療法人愛生会総合上飯田第一病院	0.1047	0.0278	0.0000
30781	愛知	大隈病院	0.0694	0.0277	0.0000
30782	愛知	名古屋市立大学医学部附属西部医療センター	0.0975	0.0122	0.0000
30783	愛知	名鉄病院	0.0687	0.0187	0.0000

	都道府県	病院	機能評価係数Ⅱ	救急補正係数	激変緩和係数
30784	愛知	医療法人衆済会増子記念病院	0.0403	0.0028	0.0000
30785	愛知	名古屋セントラル病院	0.0527	0.0150	0.0000
30786	愛知	国家公務員共済組合連合会名城病院	0.0578	0.0233	0.0000
30787	愛知	社会福祉法人聖霊会聖霊病院	0.0625	0.0148	0.0000
30788	愛知	みなと医療生活協同組合協立総合病院	0.0553	0.0217	0.0000
30789	愛知	名古屋掖済会病院	0.1140	0.0290	0.0000
30790	愛知	藤田医科大学ばんたね病院	0.0741	0.0164	0.0000
30791	愛知	名古屋共立病院	0.0524	0.0083	0.0000
30792	愛知	独立行政法人労働者健康安全機構中部労災病院	0.0826	0.0264	0.0000
30793	愛知	大同病院	0.1037	0.0401	0.0000
30794	愛知	総合病院南生協病院	0.0475	0.0177	0.0000
30795	愛知	名古屋市立大学医学部附属みどり市民病院	0.0487	0.0252	0.0000
30796	愛知	名古屋記念病院	0.0892	0.0176	0.0000
30797	愛知	光生会病院	0.0401	0.0143	0.0000
30798	愛知	成田記念病院	0.0476	0.0073	0.0000
30799	愛知	藤田医科大学岡崎医療センター	0.0932	0.0145	- 0.0092
30800	愛知	総合大雄会病院	0.0930	0.0233	0.0000
30801	愛知	大雄会第一病院	0.0297	0.0014	0.0000
30802	愛知	医療法人泰玄会泰玄会病院	0.0469	0.0137	0.0000
30803	愛知	公立陶生病院	0.1277	0.0215	0.0000
30804	愛知	半田市立半田病院	0.1184	0.0334	0.0000
30805	愛知	春日井市民病院	0.1184	0.0327	0.0000
30806	愛知	医療法人社団嘉峰会東海記念病院	0.0887	0.0160	0.0000
30807	愛知	豊川市民病院	0.1142	0.0287	0.0000
30808	愛知	総合青山病院	0.0484	0.0175	0.0000
30809	愛知	津島市民病院	0.0780	0.0312	0.0000
30810	愛知	碧南市民病院	0.0818	0.0318	0.0000
30811	愛知	医療法人豊田会刈谷豊田総合病院	0.1224	0.0315	0.0000
30812	愛知	トヨタ記念病院	0.1370	0.0333	0.0000
30813	愛知	愛知県厚生農業協同組合連合会足助病院	0.0426	0.0154	0.0000
30814	愛知	社会医療法人財団新和会八千代病院	0.0509	0.0282	0.0000
30815	愛知	西尾市民病院	0.0849	0.0258	0.0000
30816	愛知	蒲郡市民病院	0.0740	0.0317	0.0000
30817	愛知	社会医療法人志聖会総合犬山中央病院	0.0782	0.0311	0.0000
30818	愛知	常滑市民病院	0.0587	0.0261	0.0000
30819	愛知	稲沢市民病院	0.0689	0.0228	0.0000
30820	愛知	愛知県厚生農業協同組合連合会稲沢厚生病院	0.0527	0.0069	0.0000
30821	愛知	新城市民病院	0.1053	0.0650	- 0.0164
30822	愛知	公立西知多総合病院	0.0922	0.0387	0.0000
30823	愛知	あいち小児保健医療総合センター	0.0943	0.0086	0.0000
30824	愛知	独立行政法人労働者健康安全機構旭労災病院	0.0719	0.0351	0.0000
30825	愛知	さくら総合病院	0.0738	0.0260	0.0000
30826	愛知	愛知県厚生農業協同組合連合会知多厚生病院	0.0677	0.0390	0.0000
30827	愛知	愛知県厚生農業協同組合連合会渥美病院	0.0644	0.0351	0.0000
30828	愛知	医療法人済衆館済衆館病院	0.0730	0.0185	0.0000
30829	愛知	あま市民病院	0.0931	0.0354	- 0.0171
30830	愛知	独立行政法人国立病院機構豊橋医療センター	0.0766	0.0330	0.0000
30831	愛知	独立行政法人国立病院機構名古屋医療センター	0.1191	0.0201	0.0000
30832	三重	桑名市総合医療センター	0.0846	0.0309	0.0000

	都道府県	病院	機能評価係数Ⅱ	救急補正係数	激変緩和係数
30833	三重	独立行政法人地域医療機能推進機構四日市羽津医療センター	0.0441	0.0213	0.0000
30834	三重	医療法人富田浜病院	0.0570	0.0146	0.0000
30835	三重	三重県立総合医療センター	0.0983	0.0223	0.0000
30836	三重	鈴鹿中央総合病院	0.0929	0.0225	0.0000
30837	三重	鈴鹿回生病院	0.0806	0.0105	0.0000
30838	三重	医療法人同心会遠山病院	0.0560	0.0196	0.0000
30839	三重	医療法人永井病院	0.0638	0.0283	0.0000
30840	三重	武内病院	0.0667	0.0209	0.0000
30841	三重	松阪市民病院	0.0848	0.0272	0.0000
30842	三重	社会福祉法人恩賜財団済生会松阪総合病院	0.0891	0.0289	0.0000
30843	三重	三重県厚生農業協同組合連合会松阪中央総合病院	0.1042	0.0262	0.0000
30844	三重	市立伊勢総合病院	0.0909	0.0165	0.0000
30845	三重	尾鷲総合病院	0.0727	0.0094	0.0000
30846	三重	社会医療法人畿内会岡波総合病院	0.0824	0.0198	0.0000
30847	三重	伊賀市立上野総合市民病院	0.0519	0.0277	0.0000
30848	三重	名張市立病院	0.0790	0.0300	0.0000
30849	三重	三重県厚生農業協同組合連合会三重北医療センターいなべ総合病院	0.0436	0.0175	0.0000
30850	三重	三重県立志摩病院	0.0909	0.0588	0.0000
30851	三重	紀南病院	0.0968	0.0264	0.0000
30852	三重	独立行政法人国立病院機構三重中央医療センター	0.0889	0.0251	0.0000
30853	滋賀	独立行政法人地域医療機能推進機構滋賀病院	0.0443	0.0134	0.0000
30854	滋賀	大津赤十字病院	0.1303	0.0294	0.0000
30855	滋賀	市立大津市民病院	0.0761	0.0136	0.0000
30856	滋賀	彦根市立病院	0.1316	0.0213	0.0000
30857	滋賀	長浜赤十字病院	0.1303	0.0299	0.0000
30858	滋賀	市立長浜病院	0.0876	0.0144	0.0000
30859	滋賀	近江八幡市立総合医療センター	0.1200	0.0207	0.0000
30860	滋賀	医療法人社団昴会湖東記念病院	0.0719	0.0242	0.0000
30861	滋賀	東近江市立能登川病院	0.0501	0.0087	0.0000
30862	滋賀	医療法人徳洲会近江草津徳洲会病院	0.0702	0.0299	0.0000
30863	滋賀	社会医療法人誠光会淡海医療センター	0.0970	0.0120	0.0000
30864	滋賀	滋賀県立総合病院	0.0950	0.0098	0.0000
30865	滋賀	公立甲賀病院	0.1110	0.0264	0.0000
30866	滋賀	医療法人社団昴会日野記念病院	0.0582	0.0157	0.0000
30867	滋賀	高島市民病院	0.1096	0.0249	0.0000
30868	滋賀	独立行政法人国立病院機構東近江総合医療センター	0.0437	0.0115	0.0000
30869	京都	医療法人社団洛和会洛和会丸太町病院	0.1034	0.0306	0.0000
30870	京都	武田病院	0.0887	0.0308	0.0000
30871	京都	医療法人社団恵心会京都武田病院	0.0549	0.0010	0.0070
30872	京都	社会医療法人健康会新京都南病院	0.0967	0.0583	0.0000
30873	京都	医療法人同仁会（社団）京都九条病院	0.0527	0.0238	0.0000
30874	京都	一般財団法人日本バプテスト連盟医療団総合病院日本バプテスト病院	0.0672	0.0070	0.0000
30875	京都	公益社団法人京都保健会京都民医連中央病院	0.0773	0.0235	0.0000
30876	京都	蘇生会総合病院	0.0516	0.0192	0.0000
30877	京都	医療法人医仁会武田総合病院	0.0926	0.0131	0.0000

	都道府県	病院	機能評価係数Ⅱ	救急補正係数	激変緩和係数
30878	京都	京都岡本記念病院	0.0933	0.0267	0.0000
30879	京都	宇治武田病院	0.0714	0.0085	0.0000
30880	京都	綾部市立病院	0.0744	0.0185	0.0000
30881	京都	医療法人啓信会京都きづ川病院	0.0688	0.0223	0.0000
30882	京都	社会医療法人美杉会男山病院	0.0626	0.0084	0.0000
30883	京都	医療法人社団石鎚会京都田辺中央病院	0.0675	0.0326	0.0000
30884	京都	三菱京都病院	0.0627	0.0189	0.0000
30885	京都	医療法人清仁会シミズ病院	0.0968	0.0449	- 0.0111
30886	京都	医療法人清仁会洛西シミズ病院	0.0392	0.0063	0.0000
30887	京都	医療法人清仁会洛西ニュータウン病院	0.0351	0.0186	0.0000
30888	京都	一般社団法人愛生会山科病院	0.0822	0.0147	0.0006
30889	京都	医療法人社団洛和会洛和会音羽病院	0.1133	0.0339	0.0000
30890	京都	京都中部総合医療センター	0.1112	0.0275	0.0000
30891	京都	京都山城総合医療センター	0.1036	0.0282	0.0000
30892	京都	市立福知山市民病院	0.1224	0.0368	0.0000
30893	京都	京都府立医科大学附属北部医療センター	0.0975	0.0160	0.0000
30894	京都	独立行政法人地域医療機能推進機構京都鞍馬口医療センター	0.0365	0.0106	0.0000
30895	京都	舞鶴赤十字病院	0.1108	0.0214	- 0.0085
30896	京都	国家公務員共済組合連合会舞鶴共済病院	0.0617	0.0137	0.0000
30897	京都	社会福祉法人恩賜財団京都府済生会京都済生会病院	0.0748	0.0264	0.0000
30898	京都	独立行政法人国立病院機構舞鶴医療センター	0.0761	0.0210	0.0000
30899	大阪	公益財団法人浅香山病院	0.0580	0.0182	0.0000
30900	大阪	独立行政法人労働者健康安全機構大阪労災病院	0.0989	0.0183	0.0000
30901	大阪	医療法人いずみ会阪堺病院	0.1126	0.0164	0.0000
30902	大阪	社会医療法人ペガサス馬場記念病院	0.0947	0.0346	0.0000
30903	大阪	医療法人一祐会藤本病院	0.0400	0.0171	0.0000
30904	大阪	医療法人協仁会小松病院	0.0449	0.0222	0.0000
30905	大阪	社会医療法人山弘会上山病院	0.0604	0.0183	0.0000
30906	大阪	関西医科大学香里病院	0.0413	0.0141	0.0000
30907	大阪	社会医療法人弘道会寝屋川生野病院	0.0907	0.0275	0.0000
30908	大阪	社会医療法人啓仁会咲花病院	0.0826	0.0138	0.0000
30909	大阪	地方独立行政法人大阪府立病院機構大阪母子医療センター	0.0946	0.0024	0.0000
30910	大阪	泉大津市立病院	0.0588	0.0058	0.0000
30911	大阪	医療法人泉秀会かわい病院	0.0626	0.0102	0.0000
30912	大阪	医療法人生登会寺元記念病院	0.0377	0.0230	0.0000
30913	大阪	医療法人橘会東住吉森本病院	0.0689	0.0184	0.0000
30914	大阪	高槻赤十字病院	0.0809	0.0214	0.0000
30915	大阪	社会医療法人祐生会みどりヶ丘病院	0.0981	0.0446	0.0000
30916	大阪	社会医療法人愛仁会高槻病院	0.1166	0.0238	0.0000
30917	大阪	社会医療法人東和会第一東和会病院	0.0858	0.0412	0.0000
30918	大阪	社会医療法人仙養会北摂総合病院	0.0716	0.0437	0.0000
30919	大阪	社会医療法人愛仁会千船病院	0.0932	0.0260	0.0000
30920	大阪	医療法人大植会葛城病院	0.0894	0.0121	0.0000
30921	大阪	社会医療法人三和会永山病院	0.0697	0.0222	0.0000
30922	大阪	社会医療法人慈薫会河崎病院	0.0979	0.0307	- 0.0359
30923	大阪	矢木脳神経外科病院	0.0767	0.0292	0.0000
30924	大阪	社会医療法人愛仁会井上病院	0.0652	0.0086	0.0000
30925	大阪	社会福祉法人恩賜財団済生会支部大阪府済生会千里病院	0.0856	0.0274	0.0000

	都道府県	病院	機能評価係数Ⅱ	救急補正係数	激変緩和係数
30926	大阪	医療法人德洲会吹田德洲会病院	0.0826	0.0447	0.0000
30927	大阪	市立吹田市民病院	0.0849	0.0126	0.0000
30928	大阪	社会医療法人警和会第二大阪警察病院	0.0569	0.0145	0.0000
30929	大阪	大阪掖済会病院	0.0406	0.0292	0.0000
30930	大阪	社会医療法人寿楽会大野記念病院	0.0621	0.0064	0.0000
30931	大阪	多根総合病院	0.1020	0.0357	- 0.0077
30932	大阪	公益財団法人日本生命済生会日本生命病院	0.0688	0.0127	0.0000
30933	大阪	医療法人錦秀会阪和記念病院	0.1060	0.0427	- 0.0077
30934	大阪	医療法人育和会育和会記念病院	0.0540	0.0121	0.0000
30935	大阪	医療法人穂翔会村田病院	0.0762	0.0145	0.0000
30936	大阪	大阪鉄道病院	0.0832	0.0079	0.0000
30937	大阪	社会医療法人美杉会佐藤病院	0.0633	0.0048	0.0000
30938	大阪	医療法人毅峰会吉田病院	0.0660	0.0328	0.0000
30939	大阪	市立ひらかた病院	0.0856	0.0149	0.0000
30940	大阪	医療法人マックシール巽病院	0.0695	0.0136	0.0000
30941	大阪	社会医療法人弘道会萱島生野病院	0.0656	0.0277	0.0000
30942	大阪	社会福祉法人恩賜財団大阪府済生会泉尾病院	0.0731	0.0420	0.0000
30943	大阪	社会福祉法人大阪暁明館大阪暁明館病院	0.0516	0.0108	0.0000
30944	大阪	宗教法人在日本南プレスビテリアンミッション淀川キリスト教病院	0.0965	0.0167	0.0000
30945	大阪	社会医療法人ONEFLAG牧病院	0.0442	0.0207	0.0000
30946	大阪	パナソニック健康保険組合松下記念病院	0.0771	0.0285	0.0000
30947	大阪	社会医療法人弘道会守口生野記念病院	0.0973	0.0379	0.0000
30948	大阪	社会医療法人山紀会山本第三病院	0.0544	0.0297	0.0000
30949	大阪	社会医療法人信愛会交野病院	0.0802	0.0192	0.0000
30950	大阪	運動器ケアしまだ病院	0.0918	0.0010	0.0000
30951	大阪	地方独立行政法人大阪府立病院機構大阪はびきの医療センター	0.0687	0.0108	0.0000
30952	大阪	医療法人春秋会城山病院	0.0812	0.0288	0.0000
30953	大阪	大阪脳神経外科病院	0.0776	0.0305	0.0000
30954	大阪	関西メディカル病院	0.0830	0.0319	0.0000
30955	大阪	社会医療法人行岡医学研究会行岡病院	0.0365	0.0153	0.0000
30956	大阪	社会医療法人協和会加納総合病院	0.0720	0.0272	0.0000
30957	大阪	一般財団法人住友病院	0.0706	0.0213	0.0000
30958	大阪	医療法人伯鳳会大阪中央病院	0.0475	0.0010	0.0000
30959	大阪	医療法人医誠会医誠会国際総合病院	0.0976	0.0329	- 0.0008
30960	大阪	社会福祉法人恩賜財団大阪府済生会茨木病院	0.0519	0.0241	0.0000
30961	大阪	社会医療法人寿会富永病院	0.0898	0.0415	0.0000
30962	大阪	社会福祉法人石井記念愛染園附属愛染橋病院	0.0665	0.0035	0.0000
30963	大阪	社会医療法人弘道会なにわ生野病院	0.0777	0.0147	0.0000
30964	大阪	東大阪病院	0.0651	0.0197	0.0000
30965	大阪	社会医療法人大道会森之宮病院	0.0577	0.0175	0.0000
30966	大阪	社会福祉法人恩賜財団大阪府済生会野江病院	0.0882	0.0202	0.0000
30967	大阪	佐野記念病院	0.1132	0.0149	0.0000
30968	大阪	市立柏原病院	0.0495	0.0203	0.0000

DPCの概要　診断群分類区分の決定　診断群分類番号の構成　診療報酬額の算定方法　請求とレセプトの記載　参考・付録

	都道府県	病　　院	機能評価係数Ⅱ	救急補正係数	激変緩和係数
30969	大阪	社会医療法人垣谷会明治橋病院	0.0428	0.0072	0.0000
30970	大阪	阪南中央病院	0.0767	0.0136	0.0000
30971	大阪	医療法人宝生会ＰＬ病院	0.0609	0.0216	0.0000
30972	大阪	社会福祉法人恩賜財団大阪府済生会富田林病院	0.0642	0.0228	0.0000
30973	大阪	社会医療法人若弘会若草第一病院	0.0664	0.0381	0.0000
30974	大阪	医療法人河内友紘会河内総合病院	0.0584	0.0207	0.0000
30975	大阪	医療法人竹村医学研究会（財団）小阪産病院	0.0490	0.0000	0.0000
30976	大阪	地方独立行政法人市立東大阪医療センター	0.1091	0.0227	0.0000
30977	大阪	医療法人良秀会高石藤井病院	0.0595	0.0091	0.0000
30978	大阪	社会医療法人医真会医真会八尾総合病院	0.0566	0.0309	0.0000
30979	大阪	社会医療法人信愛会畷生会脳神経外科病院	0.0723	0.0265	0.0000
30980	大阪	社会医療法人景岳会南大阪病院	0.0529	0.0189	0.0000
30981	大阪	医療法人讃和会友愛会病院	0.0933	0.0339	0.0000
30982	大阪	耳原総合病院	0.0906	0.0403	0.0000
30983	大阪	社会医療法人清恵会清恵会病院	0.0954	0.0338	0.0000
30984	大阪	ベルランド総合病院	0.1042	0.0283	0.0000
30985	大阪	社会医療法人啓仁会堺咲花病院	0.0903	0.0235	- 0.0152
30986	大阪	大阪回生病院	0.0612	0.0244	0.0000
30987	大阪	大阪市立十三市民病院	0.0438	0.0125	0.0001
30988	大阪	藍の都脳神経外科病院	0.1060	0.0528	- 0.0111
30989	大阪	社会医療法人さくら会さくら会病院	0.1019	0.0431	- 0.0100
30990	大阪	独立行政法人地域医療機能推進機構大阪病院	0.1078	0.0226	0.0000
30991	大阪	独立行政法人地域医療機能推進機構星ヶ丘医療センター	0.0651	0.0171	0.0000
30992	大阪	国家公務員共済組合連合会大手前病院	0.0814	0.0438	0.0000
30993	大阪	国家公務員共済組合連合会枚方公済病院	0.0808	0.0212	0.0000
30994	大阪	社会福祉法人恩賜財団大阪府済生会吹田病院	0.0920	0.0249	0.0000
30995	大阪	独立行政法人地域医療機能推進機構大阪みなと中央病院	0.0580	0.0121	0.0000
30996	大阪	市立貝塚病院	0.0577	0.0146	0.0000
30997	大阪	箕面市立病院	0.0843	0.0381	0.0000
30998	大阪	社会医療法人生長会阪南市民病院	0.0546	0.0251	0.0000
30999	大阪	市立池田病院	0.0881	0.0183	0.0000
31000	大阪	市立豊中病院	0.1111	0.0229	0.0000
31001	大阪	八尾市立病院	0.0835	0.0160	0.0000
31002	大阪	独立行政法人国立病院機構大阪南医療センター	0.0784	0.0233	0.0000
31003	兵庫	公益財団法人甲南会甲南医療センター	0.0888	0.0242	0.0000
31004	兵庫	公益財団法人甲南会六甲アイランド甲南病院	0.0696	0.0013	0.0000
31005	兵庫	医療法人康雄会西病院	0.0595	0.0032	0.0000
31006	兵庫	医療法人財団神戸海星病院	0.0590	0.0068	0.0000
31007	兵庫	三菱神戸病院	0.0280	0.0132	0.0000
31008	兵庫	医療法人川崎病院	0.0464	0.0310	0.0000
31009	兵庫	社会医療法人榮昌会吉田病院	0.0963	0.0571	- 0.0341
31010	兵庫	神戸百年記念病院	0.0583	0.0380	0.0000
31011	兵庫	神戸市立医療センター西市民病院	0.0836	0.0344	0.0000
31012	兵庫	髙橋病院	0.0632	0.0424	0.0000

	都道府県	病　　院	機能評価係数Ⅱ	救急補正係数	激変緩和係数
31013	兵庫	新須磨病院	0.0684	0.0050	0.0000
31014	兵庫	医療法人徳洲会神戸徳洲会病院	0.0756	0.0436	0.0000
31015	兵庫	神戸掖済会病院	0.0849	0.0346	0.0000
31016	兵庫	社会医療法人社団順心会順心神戸病院	0.0427	0.0302	0.0000
31017	兵庫	医療法人信和会明和病院	0.0775	0.0215	0.0000
31018	兵庫	社会医療法人渡邊高記念会西宮渡辺病院	0.0691	0.0264	0.0000
31019	兵庫	西宮協立脳神経外科病院	0.0876	0.0287	0.0000
31020	兵庫	笹生病院	0.0636	0.0176	0.0000
31021	兵庫	社会医療法人渡邊高記念会西宮渡辺心臓脳・血管センター	0.0582	0.0379	0.0000
31022	兵庫	市立芦屋病院	0.0583	0.0068	0.0000
31023	兵庫	医療法人回生会宝塚病院	0.0849	0.0494	0.0000
31024	兵庫	医療法人尚和会宝塚第一病院	0.0509	0.0005	0.0000
31025	兵庫	宝塚市立病院	0.1034	0.0158	0.0000
31026	兵庫	こだま病院	0.0623	0.0246	0.0000
31027	兵庫	医療法人愛心会東宝塚さとう病院	0.0416	0.0226	0.0000
31028	兵庫	三田市民病院	0.0643	0.0234	0.0000
31029	兵庫	医療法人敬愛会大塚病院	0.0576	0.0053	0.0057
31030	兵庫	兵庫県立丹波医療センター	0.1156	0.0299	0.0000
31031	兵庫	西脇市立西脇病院	0.0968	0.0269	0.0000
31032	兵庫	特定医療法人誠仁会大久保病院	0.0728	0.0137	0.0000
31033	兵庫	兵庫県立がんセンター	0.0787	0.0022	0.0000
31034	兵庫	あさぎり病院	0.0407	0.0075	0.0000
31035	兵庫	大西脳神経外科病院	0.0825	0.0320	0.0000
31036	兵庫	社会医療法人愛仁会明石医療センター	0.1002	0.0311	0.0000
31037	兵庫	明石市立市民病院	0.0827	0.0155	0.0000
31038	兵庫	高砂市民病院	0.0581	0.0060	0.0000
31039	兵庫	医療法人徳洲会高砂西部病院	0.0566	0.0434	0.0000
31040	兵庫	公益財団法人甲南会甲南加古川病院	0.0707	0.0043	0.0000
31041	兵庫	社会医療法人社団順心会順心病院	0.0738	0.0194	0.0000
31042	兵庫	三木山陽病院	0.0913	0.0376	- 0.0148
31043	兵庫	市立加西病院	0.0467	0.0292	0.0000
31044	兵庫	社会医療法人社団正峰会大山記念病院	0.0680	0.0435	0.0000
31045	兵庫	社会医療法人中央会尼崎中央病院	0.0625	0.0151	0.0000
31046	兵庫	尼崎医療生協病院	0.0719	0.0263	- 0.0005
31047	兵庫	はくほう会セントラル病院	0.0787	0.0106	0.0000
31048	兵庫	医療法人晋真会ベリタス病院	0.0797	0.0119	0.0000
31049	兵庫	川西市立総合医療センター	0.0747	0.0193	0.0000
31050	兵庫	公立学校共済組合近畿中央病院	0.0659	0.0257	0.0000
31051	兵庫	市立伊丹病院	0.0828	0.0184	0.0000
31052	兵庫	伊丹恒生脳神経外科病院	0.0973	0.0261	0.0000
31053	兵庫	公立神崎総合病院	0.0467	0.0283	0.0000
31054	兵庫	公立宍粟総合病院	0.0811	0.0373	0.0000
31055	兵庫	姫路聖マリア病院	0.0583	0.0148	0.0000
31056	兵庫	医療法人公仁会姫路中央病院	0.0538	0.0209	0.0000
31057	兵庫	社会医療法人松藤会入江病院	0.0840	0.0165	0.0000
31058	兵庫	井野病院	0.0921	0.0281	0.0000
31059	兵庫	社会医療法人三栄会ツカザキ病院	0.0998	0.0400	0.0000
31060	兵庫	医療法人伯鳳会赤穂中央病院	0.0416	0.0105	0.0000
31061	兵庫	赤穂市民病院	0.0681	0.0291	0.0000
31062	兵庫	公立豊岡病院組合立豊岡病院	0.1133	0.0446	0.0000
31063	兵庫	公立八鹿病院	0.0614	0.0304	0.0000
31064	兵庫	神戸アドベンチスト病院	0.0598	0.0131	0.0000
31065	兵庫	独立行政法人地域医療機能推進機構神戸中央病院	0.0625	0.0282	0.0000

	都道府県	病院	機能評価係数Ⅱ	救急補正係数	激変緩和係数
31066	兵庫	済生会兵庫県病院	0.0834	0.0316	0.0000
31067	兵庫	真星病院	0.0434	0.0106	0.0000
31068	兵庫	恒生病院	0.0679	0.0347	0.0000
31069	兵庫	独立行政法人労働者健康安全機構神戸労災病院	0.0786	0.0190	0.0000
31070	兵庫	神戸赤十字病院	0.0797	0.0323	0.0000
31071	兵庫	兵庫県立こども病院	0.0873	0.0044	0.0000
31072	兵庫	兵庫県立西宮病院	0.0845	0.0248	0.0000
31073	兵庫	兵庫県立加古川医療センター	0.0762	0.0349	0.0000
31074	兵庫	西宮市立中央病院	0.0541	0.0165	0.0000
31075	兵庫	独立行政法人国立病院機構姫路医療センター	0.0727	0.0174	0.0000
31076	兵庫	独立行政法人国立病院機構神戸医療センター	0.0686	0.0176	0.0000
31077	奈良	医療法人新生会総合病院高の原中央病院	0.0500	0.0105	0.0000
31078	奈良	医療法人康仁会西の京病院	0.0389	0.0123	0.0000
31079	奈良	社会福祉法人恩賜財団済生会奈良病院	0.0437	0.0013	0.0000
31080	奈良	市立奈良病院	0.1036	0.0204	0.0000
31081	奈良	社会医療法人松本快生会西奈良中央病院	0.0721	0.0064	0.0000
31082	奈良	社会医療法人田北会田北病院	0.0658	0.0129	0.0000
31083	奈良	独立行政法人地域医療機能推進機構大和郡山病院	0.0416	0.0080	0.0000
31084	奈良	近畿大学奈良病院	0.0800	0.0144	0.0000
31085	奈良	医療法人社団松下会白庭病院	0.0761	0.0189	0.0000
31086	奈良	生駒市立病院	0.0565	0.0351	0.0000
31087	奈良	社会福祉法人恩賜財団済生会中和病院	0.0638	0.0132	0.0000
31088	奈良	奈良県西和医療センター	0.0912	0.0379	0.0000
31089	奈良	国保中央病院	0.0333	0.0115	0.0000
31090	奈良	大和高田市立病院	0.0684	0.0140	0.0000
31091	奈良	社会医療法人高清会高井病院	0.0766	0.0233	0.0000
31092	奈良	平成記念病院	0.0711	0.0162	0.0000
31093	奈良	社会福祉法人恩賜財団済生会御所病院	0.1022	0.0131	0.0000
31094	奈良	南和広域医療企業団南奈良総合医療センター	0.1240	0.0346	0.0000
31095	奈良	社会医療法人高清会香芝旭ヶ丘病院	0.0873	0.0016	0.0000
31096	奈良	宇陀市立病院	0.0359	0.0269	0.0000
31097	和歌山	角谷整形外科病院	0.0444	0.0000	0.0000
31098	和歌山	医療法人愛晋会中江病院	0.0738	0.0082	0.0000
31099	和歌山	誠佑記念病院	0.0307	0.0153	0.0000
31100	和歌山	済生会和歌山病院	0.0865	0.0340	0.0000
31101	和歌山	独立行政法人労働者健康安全機構和歌山労災病院	0.0819	0.0206	0.0000
31102	和歌山	医療法人南労会紀和病院	0.1046	0.0335	-0.0095
31103	和歌山	済生会有田病院	0.0496	0.0052	0.0000
31104	和歌山	公立那賀病院	0.1004	0.0132	0.0000
31105	和歌山	北出病院	0.0753	0.0159	0.0000
31106	和歌山	ひだか病院	0.0876	0.0159	0.0000
31107	和歌山	白浜はまゆう病院	0.0854	0.0089	0.0000
31108	和歌山	有田市立病院	0.0908	0.0216	0.0000
31109	和歌山	新宮市立医療センター	0.0915	0.0212	0.0000
31110	和歌山	海南医療センター	0.0572	0.0162	0.0000
31111	和歌山	橋本市民病院	0.0892	0.0212	0.0000
31112	和歌山	紀南病院	0.1039	0.0064	0.0000
31113	和歌山	独立行政法人国立病院機構南和歌山医療センター	0.1061	0.0181	0.0000
31114	鳥取	鳥取赤十字病院	0.0962	0.0126	0.0000
31115	鳥取	鳥取市立病院	0.0639	0.0123	0.0000
31116	鳥取	鳥取生協病院	0.0928	0.0206	0.0000
31117	鳥取	独立行政法人労働者健康安全機構山陰労災病院	0.0795	0.0201	0.0000
31118	鳥取	社会福祉法人同愛会博愛病院	0.0673	0.0203	0.0000

	都道府県	病院	機能評価係数Ⅱ	救急補正係数	激変緩和係数
31119	鳥取	鳥取県立厚生病院	0.1166	0.0180	0.0000
31120	鳥取	医療法人十字会野島病院	0.0653	0.0205	0.0000
31121	鳥取	鳥取県済生会境港総合病院	0.0552	0.0130	0.0000
31122	鳥取	鳥取県中部医師会立三朝温泉病院	0.0890	0.0093	0.0000
31123	鳥取	独立行政法人国立病院機構米子医療センター	0.0641	0.0096	0.0000
31124	島根	松江赤十字病院	0.1277	0.0227	0.0000
31125	島根	総合病院松江生協病院	0.0693	0.0269	0.0000
31126	島根	松江市立病院	0.0848	0.0196	0.0000
31127	島根	島根県立中央病院	0.1353	0.0208	0.0000
31128	島根	大田市立病院	0.1028	0.0167	0.0000
31129	島根	益田赤十字病院	0.1170	0.0186	0.0000
31130	島根	公益社団法人益田市医師会立益田地域医療センター医師会病院	0.0710	0.0033	0.0000
31131	島根	独立行政法人地域医療機能推進機構玉造病院	0.0570	0.0007	0.0000
31132	島根	安来市立病院	0.0554	0.0137	0.0059
31133	島根	雲南市立病院	0.0780	0.0234	-0.0369
31134	島根	出雲徳洲会病院	0.0711	0.0350	0.0000
31135	島根	独立行政法人国立病院機構浜田医療センター	0.1469	0.0243	0.0000
31136	岡山	光生病院	0.0478	0.0025	0.0000
31137	岡山	総合病院岡山協立病院	0.0677	0.0237	0.0000
31138	岡山	医療法人創和会重井医学研究所附属病院	0.0325	0.0094	0.0027
31139	岡山	岡山旭東病院	0.0923	0.0237	0.0000
31140	岡山	岡村一心堂病院	0.0910	0.0056	0.0000
31141	岡山	医療法人竜操整形外科病院	0.0966	0.0104	0.0000
31142	岡山	社会医療法人鴻仁会岡山中央病院	0.0636	0.0169	0.0000
31143	岡山	心臓病センター榊原病院	0.0686	0.0141	0.0000
31144	岡山	岡山西大寺病院	0.0594	0.0018	0.0000
31145	岡山	川崎医科大学総合医療センター	0.0838	0.0253	0.0000
31146	岡山	水島中央病院	0.0901	0.0223	0.0000
31147	岡山	倉敷成人病センター	0.0648	0.0044	0.0000
31148	岡山	水島協同病院	0.0538	0.0153	0.0000
31149	岡山	松田病院	0.0472	0.0106	0.0000
31150	岡山	倉敷平成病院	0.0720	0.0103	0.0000
31151	岡山	医療法人創生会渡辺胃腸科外科病院	0.0345	0.0084	0.0000
31152	岡山	医療法人天馬会チクバ外科胃腸科肛門科病院	0.0416	0.0033	0.0000
31153	岡山	医療法人社団新風会玉島中央病院	0.0852	0.0133	0.0000
31154	岡山	倉敷第一病院	0.0661	0.0085	-0.0004
31155	岡山	中島病院	0.0552	0.0069	0.0000
31156	岡山	笠岡第一病院	0.0534	0.0232	0.0000
31157	岡山	医療法人清梁会高梁中央病院	0.0672	0.0078	0.0019
31158	岡山	金光病院	0.0330	0.0047	0.0118
31159	岡山	金田病院	0.0744	0.0143	0.0000
31160	岡山	独立行政法人労働者健康安全機構岡山労災病院	0.0744	0.0204	0.0000
31161	岡山	岡山済生会総合病院	0.0913	0.0181	0.0000
31162	岡山	倉敷市立市民病院	0.0557	0.0138	0.0000
31163	岡山	岡山市立市民病院	0.1198	0.0361	0.0000
31164	広島	中国電力株式会社中電病院	0.0452	0.0136	0.0000
31165	広島	医療法人あかね会土谷総合病院	0.0585	0.0122	0.0000
31166	広島	広島赤十字・原爆病院	0.1342	0.0194	0.0000
31167	広島	広島厚生病院	0.0813	0.0112	0.0000
31168	広島	医療法人社団おると会浜脇整形外科病院	0.0799	0.0082	0.0000
31169	広島	ＪＲ広島病院	0.0589	0.0150	0.0000
31170	広島	翠清会梶川病院	0.1035	0.0396	-0.0038

	都道府県	病院	機能評価係数Ⅱ	救急補正係数	激変緩和係数
31171	広島	国家公務員共済組合連合会広島記念病院	0.0556	0.0186	0.0000
31172	広島	医療法人社団うすい会高陽ニュータウン病院	0.0496	0.0021	0.0000
31173	広島	医療法人社団一陽会原田病院	0.0717	0.0072	- 0.0004
31174	広島	荒木脳神経外科病院	0.0718	0.0215	0.0000
31175	広島	五日市記念病院	0.0942	0.0256	0.0000
31176	広島	広島医療生活協同組合広島共立病院	0.0633	0.0145	0.0000
31177	広島	国家公務員共済組合連合会呉共済病院	0.0860	0.0254	0.0000
31178	広島	独立行政法人労働者健康安全機構中国労災病院	0.0881	0.0295	0.0000
31179	広島	医療法人社団仁慈会安田病院	0.0828	0.0065	0.0000
31180	広島	総合病院三原赤十字病院	0.0732	0.0132	0.0000
31181	広島	社会医療法人里仁会興生総合病院	0.0888	0.0320	0.0000
31182	広島	尾道市立市民病院	0.0771	0.0245	0.0000
31183	広島	公立みつぎ総合病院	0.0774	0.0234	- 0.0087
31184	広島	広島県厚生農業協同組合連合会尾道総合病院	0.1301	0.0181	0.0000
31185	広島	公立学校共済組合中国中央病院	0.0860	0.0142	0.0093
31186	広島	日本鋼管福山病院	0.0957	0.0070	0.0000
31187	広島	脳神経センター大田記念病院	0.1176	0.0400	0.0000
31188	広島	医療法人辰川会山陽病院	0.0989	0.0108	0.0000
31189	広島	医療法人財団竹政会福山循環器病院	0.0699	0.0387	0.0000
31190	広島	市立三次中央病院	0.1235	0.0250	0.0000
31191	広島	井野口病院	0.0931	0.0288	- 0.0260
31192	広島	広島県厚生農業協同組合連合会廣島総合病院	0.1317	0.0228	0.0000
31193	広島	済生会広島病院	0.0426	0.0090	0.0000
31194	広島	マツダ株式会社マツダ病院	0.0764	0.0195	0.0000
31195	広島	広島県厚生農業協同組合連合会吉田総合病院	0.0714	0.0307	0.0000
31196	広島	沼隈病院	0.1036	0.0268	0.0000
31197	広島	寺岡記念病院	0.0661	0.0218	0.0000
31198	広島	独立行政法人国立病院機構福山医療センター	0.0929	0.0113	0.0000
31199	広島	独立行政法人国立病院機構広島西医療センター	0.0813	0.0118	- 0.0380
31200	山口	独立行政法人地域医療機能推進機構下関医療センター	0.0752	0.0297	0.0000
31201	山口	山口県済生会下関総合病院	0.1121	0.0147	0.0000
31202	山口	下関市立市民病院	0.1088	0.0192	0.0000
31203	山口	宇部興産中央病院	0.0595	0.0184	0.0000
31204	山口	済生会山口総合病院	0.0806	0.0155	0.0000
31205	山口	綜合病院山口赤十字病院	0.0909	0.0140	0.0000
31206	山口	萩市民病院	0.0698	0.0185	0.0000
31207	山口	独立行政法人地域医療機能推進機構徳山中央病院	0.1415	0.0149	0.0000
31208	山口	一般財団法人防府消化器病センター防府胃腸病院	0.0526	0.0221	0.0000
31209	山口	山口県立総合医療センター	0.1066	0.0246	0.0000
31210	山口	周南記念病院	0.0675	0.0182	0.0000
31211	山口	岩国市医療センター医師会病院	0.1144	0.0085	0.0000
31212	山口	独立行政法人労働者健康安全機構山口労災病院	0.0592	0.0191	0.0000
31213	山口	山陽小野田市民病院	0.0639	0.0142	- 0.0100
31214	山口	光市立光総合病院	0.0635	0.0211	0.0000
31215	山口	山口県厚生農業協同組合連合会長門総合病院	0.1033	0.0126	0.0000
31216	山口	山口県厚生農業協同組合連合会周東総合病院	0.0969	0.0220	0.0000
31217	山口	周南市立新南陽市民病院	0.0421	0.0118	0.0000
31218	山口	山口県厚生農業協同組合連合会小郡第一総合病院	0.0494	0.0096	0.0000
31219	山口	独立行政法人国立病院機構山口宇部医療センター	0.0570	0.0044	0.0000
31220	山口	独立行政法人国立病院機構岩国医療センター	0.1309	0.0231	0.0000
31221	山口	独立行政法人国立病院機構関門医療センター	0.0863	0.0215	0.0000
31222	徳島	徳島県立中央病院	0.1260	0.0225	0.0000
31223	徳島	徳島市民病院	0.0920	0.0182	0.0000
31224	徳島	亀井病院	0.0401	0.0076	0.0245
31225	徳島	たまき青空病院	0.0456	0.0056	0.0199
31226	徳島	川島病院	0.0573	0.0056	0.0000
31227	徳島	徳島県鳴門病院	0.0702	0.0147	0.0000
31228	徳島	阿南医療センター	0.0892	0.0074	0.0000
31229	徳島	ホウエツ病院	0.0739	0.0050	0.0000
31230	徳島	徳島県立三好病院	0.0870	0.0335	0.0000
31231	徳島	徳島県立海部病院	0.0918	0.0044	0.0000
31232	徳島	吉野川医療センター	0.0614	0.0069	0.0000
31233	徳島	つるぎ町立半田病院	0.0531	0.0042	0.0000
31234	香川	社会医療法人財団大樹会総合病院回生病院	0.0807	0.0126	0.0000
31235	香川	地域医療機構りつりん病院	0.0627	0.0080	0.0000
31236	香川	独立行政法人労働者健康安全機構香川労災病院	0.0839	0.0240	0.0000
31237	香川	香川県厚生農業協同組合連合会滝宮総合病院	0.0658	0.0138	0.0000
31238	香川	国家公務員共済組合連合会高松病院	0.0672	0.0331	0.0000
31239	香川	三豊総合病院	0.0875	0.0078	0.0000
31240	香川	さぬき市民病院	0.0547	0.0120	0.0000
31241	香川	社会福祉法人恩賜財団済生会支部香川県済生会病院	0.0827	0.0104	0.0000
31242	香川	坂出市立病院	0.0920	0.0110	0.0000
31243	香川	香川県厚生農業協同組合連合会屋島総合病院	0.0592	0.0093	0.0000
31244	香川	高松市立みんなの病院	0.0913	0.0226	0.0000
31245	香川	独立行政法人国立病院機構四国こどもとおとなの医療センター	0.0922	0.0271	0.0000
31246	愛媛	社会福祉法人恩賜財団済生会松山病院	0.0840	0.0335	0.0000
31247	愛媛	松山市民病院	0.0711	0.0276	0.0000
31248	愛媛	瀬戸内海病院	0.0470	0.0045	0.0060
31249	愛媛	愛媛県立今治病院	0.0890	0.0160	0.0000
31250	愛媛	社会福祉法人恩賜財団済生会今治病院	0.0816	0.0157	0.0000
31251	愛媛	医療法人徳洲会宇和島徳洲会病院	0.0565	0.0383	0.0000
31252	愛媛	市立宇和島病院	0.1201	0.0150	0.0000
31253	愛媛	独立行政法人地域医療機能推進機構宇和島病院	0.0822	0.0118	- 0.0185
31254	愛媛	住友別子病院	0.0670	0.0215	0.0000
31255	愛媛	独立行政法人労働者健康安全機構愛媛労災病院	0.0296	0.0121	0.0000
31256	愛媛	愛媛県立新居浜病院	0.0895	0.0317	0.0000
31257	愛媛	一般財団法人積善会十全総合病院	0.0514	0.0206	0.0000
31258	愛媛	西条市立周桑病院	0.0659	0.0155	0.0000
31259	愛媛	西条中央病院	0.0655	0.0317	0.0000
31260	愛媛	社会福祉法人恩賜財団済生会西条病院	0.0577	0.0203	0.0000
31261	愛媛	市立大洲病院	0.0529	0.0260	0.0000
31262	愛媛	社会医療法人北斗会大洲中央病院	0.0717	0.0401	0.0000
31263	愛媛	公立学校共済組合四国中央病院	0.0836	0.0180	0.0000

	都道府県	病院	機能評価係数Ⅱ	救急補正係数	激変緩和係数
31264	愛媛	社会医療法人石川記念会HITO病院	0.0912	0.0250	0.0000
31265	愛媛	独立行政法人国立病院機構四国がんセンター	0.0556	0.0025	0.0281
31266	高知	医療法人久会図南病院	0.0563	0.0017	0.0209
31267	高知	社会医療法人仁生会細木病院	0.0514	0.0123	0.0000
31268	高知	いずみの病院	0.0691	0.0135	0.0000
31269	高知	高知高須病院	0.0285	0.0014	0.0080
31270	高知	高知県立あき総合病院	0.0907	0.0274	0.0000
31271	高知	JA高知病院	0.0441	0.0088	0.0000
31272	高知	土佐市立土佐市民病院	0.0904	0.0311	0.0000
31273	高知	医療法人五月会須崎くろしお病院	0.0716	0.0271	0.0000
31274	高知	医療法人聖真会渭南病院	0.0753	0.0075	0.0000
31275	高知	高知県立幡多けんみん病院	0.1335	0.0280	0.0000
31276	高知	くぼかわ病院	0.1137	0.0014	0.0000
31277	高知	医療法人社団若鮎北島病院	0.0359	0.0046	0.0000
31278	高知	独立行政法人国立病院機構高知病院	0.0602	0.0092	0.0000
31279	福岡	医療法人輝栄会福岡輝栄会病院	0.0599	0.0187	0.0000
31280	福岡	福岡市民病院	0.0796	0.0183	0.0000
31281	福岡	地方独立行政法人福岡市立病院機構福岡市立こども病院	0.0711	0.0007	0.0000
31282	福岡	貝塚病院	0.0985	0.0028	0.0000
31283	福岡	医療法人原三信病院	0.0506	0.0110	0.0000
31284	福岡	国家公務員共済組合連合会千早病院	0.0527	0.0097	0.0121
31285	福岡	社会医療法人原土井病院	0.0404	0.0004	0.0000
31286	福岡	千鳥橋病院	0.0766	0.0294	- 0.0016
31287	福岡	社会医療法人社団至誠会木村病院	0.0483	0.0192	0.0000
31288	福岡	医療法人豊資会加野病院	0.0289	0.0003	0.0162
31289	福岡	医療法人社団日晴会久恒病院	0.0272	0.0000	0.0000
31290	福岡	福岡青洲会病院	0.1033	0.0402	0.0000
31291	福岡	うえの病院	0.0206	0.0046	0.0275
31292	福岡	宗像水光会総合病院	0.0689	0.0233	0.0000
31293	福岡	宗像医師会病院	0.0547	0.0171	0.0000
31294	福岡	医療法人庄正会蜂須賀病院	0.0947	0.0351	- 0.0324
31295	福岡	医療法人佐田厚生会佐田病院	0.0576	0.0040	0.0000
31296	福岡	福岡大学西新病院	0.0216	0.0112	0.0000
31297	福岡	福岡中央病院	0.0382	0.0065	0.0000
31298	福岡	社会医療法人財団白十字会白十字病院	0.0824	0.0246	0.0000
31299	福岡	さくら病院	0.0625	0.0134	0.0000
31300	福岡	西福岡病院	0.0637	0.0084	0.0000
31301	福岡	国家公務員共済組合連合会浜の町病院	0.0910	0.0119	0.0000
31302	福岡	福岡記念病院	0.0922	0.0346	0.0000
31303	福岡	福西会病院	0.0569	0.0350	0.0000
31304	福岡	福岡リハビリテーション病院	0.0652	0.0024	0.0000
31305	福岡	福岡脳神経外科病院	0.1088	0.0237	0.0000
31306	福岡	社会医療法人喜悦会那珂川病院	0.0619	0.0085	0.0000
31307	福岡	公立学校共済組合九州中央病院	0.1015	0.0226	0.0000
31308	福岡	福岡県済生会二日市病院	0.0867	0.0342	0.0000
31309	福岡	福岡大学筑紫病院	0.0863	0.0207	0.0000
31310	福岡	糸島医師会病院	0.0411	0.0116	0.0000
31311	福岡	医療法人恵真会渡辺整形外科病院	0.0882	0.0064	0.0000
31312	福岡	公立八女総合病院	0.0715	0.0207	0.0000
31313	福岡	医療法人社団慶仁会川崎病院	0.0815	0.0021	0.0000
31314	福岡	聖マリア病院	0.1263	0.0213	0.0000
31315	福岡	独立行政法人地域医療機能推進機構久留米総合病院	0.0275	0.0069	0.0000
31316	福岡	くるめ病院	0.0330	0.0082	0.0000
31317	福岡	古賀病院21	0.0594	0.0167	0.0000
31318	福岡	医療法人松風海内藤病院	0.0427	0.0094	0.0000
31319	福岡	筑後市立病院	0.0422	0.0093	0.0000
31320	福岡	朝倉医師会病院	0.0660	0.0145	0.0000
31321	福岡	社会医療法人社団高邦会高木病院	0.0669	0.0205	0.0000
31322	福岡	福田病院	0.0607	0.0061	0.0000
31323	福岡	嶋田病院	0.1118	0.0455	- 0.0035
31324	福岡	医療法人聖峰会田主丸中央病院	0.0771	0.0281	0.0000
31325	福岡	姫野病院	0.1142	0.0308	- 0.0176
31326	福岡	ヨコクラ病院	0.0713	0.0310	0.0000
31327	福岡	長田病院	0.0505	0.0160	0.0000
31328	福岡	米の山病院	0.0591	0.0172	0.0000
31329	福岡	杉循環器科内科病院	0.0345	0.0099	0.0000
31330	福岡	社会保険大牟田天領病院	0.0687	0.0127	0.0000
31331	福岡	大牟田市立病院	0.0814	0.0109	0.0000
31332	福岡	社会保険直方病院	0.0403	0.0130	0.0000
31333	福岡	独立行政法人地域医療機能推進機構福岡ゆたか中央病院	0.0325	0.0110	0.0000
31334	福岡	飯塚市立病院	0.0611	0.0203	0.0000
31335	福岡	社会保険田川病院	0.0682	0.0245	0.0000
31336	福岡	田川市立病院	0.0652	0.0140	0.0000
31337	福岡	遠賀中間医師会おんが病院	0.0631	0.0104	0.0000
31338	福岡	福岡新水巻病院	0.0924	0.0452	0.0000
31339	福岡	社会医療法人共愛会戸畑共立病院	0.0990	0.0312	0.0000
31340	福岡	製鉄記念八幡病院	0.0676	0.0239	0.0000
31341	福岡	福岡県済生会八幡総合病院	0.0731	0.0202	0.0000
31342	福岡	北九州市立八幡病院	0.0617	0.0214	0.0000
31343	福岡	社会医療法人陽明会小波瀬病院	0.0709	0.0074	0.0000
31344	福岡	新行橋病院	0.0959	0.0375	0.0000
31345	福岡	公益社団法人日本海員掖済会門司掖済会病院	0.0392	0.0068	0.0000
31346	福岡	独立行政法人労働者健康安全機構九州労災病院門司メディカルセンター	0.0367	0.0206	0.0000
31347	福岡	新小文字病院	0.0944	0.0310	0.0000
31348	福岡	九州鉄道記念病院	0.0156	0.0052	0.0000
31349	福岡	独立行政法人労働者健康安全機構九州労災病院	0.0841	0.0184	0.0000
31350	福岡	国家公務員共済組合連合会新小倉病院	0.0732	0.0107	0.0000
31351	福岡	健和会大手町病院	0.0970	0.0430	0.0000
31352	福岡	北九州総合病院	0.0970	0.0244	0.0000
31353	福岡	北九州市立医療センター	0.1037	0.0039	0.0000
31354	福岡	独立行政法人国立病院機構福岡東医療センター	0.0973	0.0152	0.0000
31355	福岡	独立行政法人国立病院機構九州がんセンター	0.0644	0.0010	0.0180
31356	福岡	独立行政法人国立病院機構小倉医療センター	0.0569	0.0046	0.0000
31357	佐賀	医療法人尽心会百武整形外科病院	0.0154	0.0000	0.0000
31358	佐賀	今村病院	0.0722	0.0206	0.0000
31359	佐賀	やよいがおか鹿毛病院	0.1065	0.0081	- 0.0158
31360	佐賀	山元記念病院	0.0643	0.0104	0.0000
31361	佐賀	副島整形外科病院	0.0710	0.0087	0.0000
31362	佐賀	新武雄病院	0.0864	0.0241	0.0000
31363	佐賀	祐愛会織田病院	0.0546	0.0216	0.0000
31364	佐賀	白石共立病院	0.0837	0.0000	0.0000
31365	佐賀	社会福祉法人恩賜財団済生会唐津病院	0.0748	0.0297	0.0000
31366	佐賀	独立行政法人地域医療機能推進機構佐賀中部病院	0.0493	0.0071	0.0000
31367	佐賀	伊万里有田共立病院	0.0689	0.0200	0.0000
31368	佐賀	唐津赤十字病院	0.1044	0.0151	0.0000

	都道府県	病院	機能評価係数Ⅱ	救急補正係数	激変緩和係数
31369	佐賀	独立行政法人国立病院機構佐賀病院	0.0556	0.0054	0.0000
31370	佐賀	独立行政法人国立病院機構嬉野医療センター	0.0996	0.0181	0.0000
31371	長崎	社会医療法人春回会井上病院	0.0552	0.0267	0.0000
31372	長崎	聖フランシスコ病院	0.0702	0.0024	0.0000
31373	長崎	社会医療法人長崎記念病院	0.0514	0.0046	0.0000
31374	長崎	長崎掖済会病院	0.0798	0.0066	0.0000
31375	長崎	医療法人光晴会病院	0.0331	0.0069	0.0000
31376	長崎	医療法人厚生会虹が丘病院	0.0660	0.0082	0.0000
31377	長崎	社会医療法人財団白十字会佐世保中央病院	0.0830	0.0112	0.0000
31378	長崎	社会医療法人三佼会宮崎病院	0.0619	0.0028	0.0000
31379	長崎	医療法人医理会柿添病院	0.0322	0.0022	0.0043
31380	長崎	医療法人光善会長崎百合野病院	0.0857	0.0102	0.0000
31381	長崎	医療法人徳洲会長崎北徳洲会病院	0.0727	0.0574	-0.0265
31382	長崎	医療法人伴帥会愛野記念病院	0.0471	0.0049	0.0000
31383	長崎	医療法人栄和会泉川病院	0.0473	0.0119	0.0000
31384	長崎	独立行政法人国立病院機構長崎川棚医療センター	0.0844	0.0089	0.0000
31385	長崎	独立行政法人労働者健康安全機構長崎労災病院	0.0815	0.0160	0.0000
31386	長崎	国家公務員共済組合連合会佐世保共済病院	0.0682	0.0170	0.0000
31387	長崎	社会福祉法人十善会十善会病院	0.0712	0.0230	0.0000
31388	長崎	独立行政法人地域医療機能推進機構諫早総合病院	0.0839	0.0074	0.0000
31389	長崎	市立大村市民病院	0.0617	0.0182	0.0000
31390	長崎	日本赤十字社長崎原爆病院	0.1128	0.0094	0.0126
31391	長崎	社会福祉法人恩賜財団済生会支部済生会長崎病院	0.0745	0.0240	0.0000
31392	長崎	公立小浜温泉病院	0.0671	0.0105	0.0000
31393	長崎	長崎県上五島病院	0.1099	0.0317	0.0000
31394	長崎	長崎県五島中央病院	0.1247	0.0279	0.0000
31395	長崎	長崎県島原病院	0.0986	0.0153	0.0000
31396	長崎	地方独立行政法人長崎市立病院機構長崎みなとメディカルセンター	0.1057	0.0196	0.0000
31397	長崎	長崎県壱岐病院	0.1163	0.0164	0.0000
31398	長崎	長崎県対馬病院	0.1101	0.0261	0.0000
31399	熊本	くわみず病院	0.0287	0.0071	0.0000
31400	熊本	江南病院	0.0914	0.0012	0.0000
31401	熊本	成尾整形外科病院	0.0526	0.0002	0.0000
31402	熊本	熊本市医師会熊本地域医療センター	0.0700	0.0156	0.0000
31403	熊本	熊本機能病院	0.0615	0.0046	0.0000
31404	熊本	福田病院	0.0430	0.0025	0.0000
31405	熊本	宇城総合病院	0.0837	0.0023	0.0000
31406	熊本	一般社団法人天草郡市医師会立天草地域医療センター	0.0805	0.0198	0.0000
31407	熊本	熊本リハビリテーション病院	0.0771	0.0000	0.0000
31408	熊本	熊本セントラル病院	0.0920	0.0146	0.0000
31409	熊本	くまもと森都総合病院	0.0665	0.0015	0.0000
31410	熊本	大腸肛門病センター高野病院	0.0237	0.0031	0.0073
31411	熊本	熊本整形外科病院	0.0463	0.0010	0.0000
31412	熊本	独立行政法人国立病院機構熊本医療センター	0.1128	0.0261	0.0000
31413	熊本	山鹿市民医療センター	0.0559	0.0110	0.0000
31414	熊本	熊本市立熊本市民病院	0.0902	0.0123	0.0000
31415	熊本	荒尾市立有明医療センター	0.0876	0.0208	0.0000
31416	熊本	阿蘇医療センター	0.0603	0.0046	-0.0327
31417	熊本	熊本中央病院	0.0735	0.0063	0.0000
31418	熊本	独立行政法人労働者健康安全機構熊本労災病院	0.1083	0.0185	0.0000
31419	熊本	国保水俣市立総合医療センター	0.0927	0.0161	0.0000
31420	熊本	独立行政法人地域医療機能推進機構熊本総合病院	0.0948	0.0139	0.0000
31421	熊本	独立行政法人地域医療機能推進機構人吉医療センター	0.1098	0.0139	0.0000
31422	熊本	独立行政法人地域医療機能推進機構天草中央総合病院	0.0678	0.0145	0.0000
31423	熊本	上天草市立上天草総合病院	0.0788	0.0106	0.0000
31424	熊本	球磨郡公立多良木病院	0.0626	0.0134	0.0000
31425	熊本	熊本市立植木病院	0.0409	0.0066	0.0000
31426	熊本	くまもと県北病院	0.0969	0.0076	0.0000
31427	大分	社会医療法人恵愛会大分中村病院	0.0647	0.0180	0.0000
31428	大分	大分記念病院	0.0728	0.0048	0.0272
31429	大分	大分岡病院	0.0874	0.0047	0.0000
31430	大分	社会医療法人財団天心堂へつぎ病院	0.0571	0.0229	0.0000
31431	大分	大分こども病院	0.0795	0.0012	-0.0588
31432	大分	大分三愛メディカルセンター	0.0851	0.0199	0.0000
31433	大分	大分市医師会立アルメイダ病院	0.0907	0.0203	0.0000
31434	大分	河野脳神経外科病院	0.0743	0.0327	0.0000
31435	大分	国家公務員共済組合連合会新別府病院	0.0659	0.0170	0.0000
31436	大分	大分県厚生連鶴見病院	0.0875	0.0170	0.0000
31437	大分	中津市立中津市民病院	0.1235	0.0111	0.0000
31438	大分	川嶌整形外科病院	0.0728	0.0062	0.0000
31439	大分	日田中央病院	0.0305	0.0109	0.0285
31440	大分	大分県済生会日田病院	0.0826	0.0196	0.0000
31441	大分	独立行政法人地域医療機能推進機構南海医療センター	0.0724	0.0108	0.0063
31442	大分	臼杵市医師会立コスモス病院	0.0842	0.0209	-0.0127
31443	大分	津久見市医師会立津久見中央病院	0.0780	0.0208	-0.0112
31444	大分	高田中央病院	0.0497	0.0063	0.0000
31445	大分	杵築市立山香病院	0.0821	0.0051	-0.0057
31446	大分	佐藤第一病院	0.0661	0.0044	0.0000
31447	大分	宇佐高田医師会病院	0.0580	0.0079	0.0000
31448	大分	豊後大野市民病院	0.1030	0.0255	0.0000
31449	大分	帰巖会みえ病院	0.0662	0.0141	0.0000
31450	大分	国東市民病院	0.0815	0.0063	0.0000
31451	大分	独立行政法人国立病院機構別府医療センター	0.1028	0.0174	0.0000
31452	大分	独立行政法人国立病院機構大分医療センター	0.0437	0.0106	0.0000
31453	大分	大分赤十字病院	0.0837	0.0179	0.0000
31454	宮崎	潤和リハビリテーション振興財団潤和会記念病院	0.0653	0.0087	0.0000
31455	宮崎	古賀総合病院	0.0719	0.0163	0.0000
31456	宮崎	南部病院	0.0673	0.0217	-0.0126
31457	宮崎	金丸脳神経外科病院	0.0844	0.0127	0.0000
31458	宮崎	宮崎生協病院	0.0681	0.0153	0.0000
31459	宮崎	宮崎善仁会病院	0.0636	0.0045	0.0000
31460	宮崎	宮崎市郡医師会病院	0.0910	0.0144	0.0000
31461	宮崎	藤元総合病院	0.0473	0.0117	0.0000
31462	宮崎	橘病院	0.1122	0.0000	0.0000
31463	宮崎	都城市郡医師会病院	0.0930	0.0314	0.0000
31464	宮崎	小林市立病院	0.0793	0.0053	0.0000
31465	宮崎	医療法人誠和会和田病院	0.0698	0.0130	0.0000
31466	宮崎	社会医療法人泉和会千代田病院	0.0896	0.0244	0.0000
31467	宮崎	独立行政法人国立病院機構都城医療センター	0.1119	0.0014	0.0000
31468	宮崎	県立宮崎病院	0.1197	0.0153	0.0000
31469	宮崎	県立延岡病院	0.1588	0.0244	0.0000
31470	宮崎	県立日南病院	0.1038	0.0216	0.0000

	都道府県	病　院	機能評価係数Ⅱ	救急補正係数	激変緩和係数
31471	鹿児島	公益社団法人鹿児島共済会南風病院	0.0884	0.0154	0.0000
31472	鹿児島	鹿児島赤十字病院	0.0532	0.0042	0.0000
31473	鹿児島	総合病院鹿児島生協病院	0.0767	0.0078	0.0000
31474	鹿児島	中央病院	0.0562	0.0138	0.0000
31475	鹿児島	今村総合病院	0.0921	0.0102	0.0000
31476	鹿児島	鹿児島市医師会病院	0.0314	0.0012	0.0000
31477	鹿児島	いづろ今村病院	0.0534	0.0008	0.0556
31478	鹿児島	相良病院	0.0237	0.0001	0.0034
31479	鹿児島	米盛病院	0.1045	0.0205	0.0000
31480	鹿児島	鹿児島厚生連病院	0.0467	0.0047	0.0000
31481	鹿児島	いまきいれ総合病院	0.1094	0.0211	0.0000
31482	鹿児島	社会医療法人童仁会池田病院	0.0317	0.0003	- 0.0777
31483	鹿児島	医療法人徳洲会鹿児島徳洲会病院	0.0518	0.0363	0.0000
31484	鹿児島	医療法人青仁会池田病院	0.1106	0.0067	0.0000
31485	鹿児島	医療法人徳洲会大隅鹿屋病院	0.0797	0.0486	0.0000
31486	鹿児島	礒田脳神経外科病院	0.0994	0.0350	0.0000
31487	鹿児島	恒心会おぐら病院	0.0814	0.0176	0.0000
31488	鹿児島	医療法人厚生会小原病院	0.0847	0.0100	0.0000
31489	鹿児島	社会医療法人聖医会サザン・リージョン病院	0.0572	0.0058	0.0000
31490	鹿児島	出水郡医師会広域医療センター	0.0849	0.0199	0.0000
31491	鹿児島	出水総合医療センター	0.1005	0.0176	0.0000
31492	鹿児島	社会医療法人義順顕彰会種子島医療センター	0.1164	0.0556	- 0.0334
31493	鹿児島	社会福祉法人恩賜財団済生会川内病院	0.1001	0.0078	0.0000
31494	鹿児島	川内市医師会立市民病院	0.1064	0.0157	0.0000
31495	鹿児島	いちき串木野市医師会立脳神経外科センター	0.0564	0.0216	0.0000
31496	鹿児島	霧島市立医師会医療センター	0.0887	0.0194	0.0000
31497	鹿児島	国分生協病院	0.0713	0.0100	0.0000
31498	鹿児島	医療法人徳洲会屋久島徳洲会病院	0.0771	0.0474	- 0.0031
31499	鹿児島	医療法人徳洲会徳之島徳洲会病院	0.0658	0.0399	0.0000
31500	鹿児島	医療法人徳洲会名瀬徳洲会病院	0.0552	0.0219	0.0000

	都道府県	病　院	機能評価係数Ⅱ	救急補正係数	激変緩和係数
31501	鹿児島	青雲会病院	0.0531	0.0073	0.0000
31502	鹿児島	鹿児島県立薩南病院	0.0520	0.0042	0.0000
31503	鹿児島	県立大島病院	0.1054	0.0249	0.0000
31504	鹿児島	県立北薩病院	0.0651	0.0116	0.0000
31505	鹿児島	県民健康プラザ鹿屋医療センター	0.0721	0.0124	0.0000
31506	鹿児島	独立行政法人国立病院機構指宿医療センター	0.0488	0.0030	0.0000
31507	鹿児島	独立行政法人国立病院機構南九州病院	0.0620	0.0000	0.0067
31508	沖縄	医療法人禄寿会小禄病院	0.0592	0.0014	0.0009
31509	沖縄	地方独立行政法人那覇市立病院	0.1058	0.0252	0.0000
31510	沖縄	沖縄協同病院	0.0767	0.0290	0.0000
31511	沖縄	医療法人おもと会大浜第一病院	0.0888	0.0317	0.0000
31512	沖縄	社会医療法人敬愛会中頭病院	0.1223	0.0253	0.0000
31513	沖縄	医療法人徳洲会宮古島徳洲会病院	0.0675	0.0424	- 0.0009
31514	沖縄	医療法人博愛会牧港中央病院	0.0532	0.0047	0.0000
31515	沖縄	社会医療法人仁愛会浦添総合病院	0.1068	0.0299	0.0000
31516	沖縄	医療法人八重瀬会同仁病院	0.0626	0.0087	0.0000
31517	沖縄	公益社団法人北部地区医師会北部地区医師会病院	0.0850	0.0193	0.0000
31518	沖縄	社会医療法人かりゆし会ハートライフ病院	0.0897	0.0213	0.0000
31519	沖縄	医療法人徳洲会中部徳洲会病院	0.1145	0.0489	0.0000
31520	沖縄	与那原中央病院	0.0483	0.0037	0.0000
31521	沖縄	医療法人徳洲会南部徳洲会病院	0.1018	0.0504	- 0.0113
31522	沖縄	沖縄県立中部病院	0.1278	0.0314	0.0000
31523	沖縄	沖縄県立北部病院	0.1085	0.0107	0.0000
31524	沖縄	沖縄赤十字病院	0.0791	0.0235	0.0000
31525	沖縄	沖縄県立宮古病院	0.1218	0.0279	0.0000
31526	沖縄	沖縄県立八重山病院	0.1228	0.0241	0.0000

付録3　令和6年度診療報酬改定の概要　DPC/PDPS（抜粋）

令和6年3月5日版

令和6年度診療報酬改定の概要
【入院Ｖ（DPC/PDPS・短期滞在手術等）】

厚生労働省保険局医療課

※　本資料は現時点での改定の概要をご紹介するためのものであり、算定要件・施設基準等の詳細については、今後正式に発出される告示・通知等をご確認ください。
※　本資料は、ＨＰ掲載時に適宜修正する場合がありますのでご留意ください。

1

令和6年度診療報酬改定
6．医療機能に応じた入院医療の評価

（1）地域包括医療病棟の新設

（2）急性期・高度急性期入院医療

（3）回復期入院医療

（4）慢性期入院医療

（5）DPC/PDPS・短期滞在手術等

（6）働き方改革・横断的事項

2

令和6年度診療報酬改定　Ⅱ-4　患者の状態及び必要と考えられる医療機能に応じた入院医療の評価-㉒

DPC/PDPSの見直し

> **DPC対象病院の基準の見直し**

1. DPC/PDPSを安定的に運用するとともに、適切な包括評価を行う観点から、データ数に係る基準（1月あたりデータ数が90以上）及び適切なDPCデータの作成に係る基準をDPC対象病院の基準として位置づける。
   ※ 当該基準については、令和8年度診療報酬改定時より制度参加・退出に係る判定に用いる

> **医療機関別係数の見直し**

1. 基礎係数：現行の3つの医療機関群の設定方法を維持した上で、データ数に係る基準を満たさない医療機関について、評価を区別する。
2. 機能評価係数Ⅰ：従前の評価方法を維持する。
3. 機能評価係数Ⅱ：既存の4つの評価項目（効率性係数、複雑性係数、カバー率係数、地域医療係数）による評価体系へ整理し、各係数の評価手法等について以下のとおり見直す。

現行	改定後
【保険診療係数】 ・適切なDPCデータの作成や病院情報の公表を評価 【効率性係数】 ・各医療機関における在院日数短縮の努力を評価 【救急医療係数】 ・救急医療入院における入院後2日までの医療資源投入量の差額を評価 【地域医療係数】 ・体制評価指数と定量評価指数で構成（評価シェアは1：1） 【体制評価指数】 ・がん、脳卒中、心血管疾患、精神疾患、災害、周産期、へき地、救急、感染症、その他の10項目で評価 ＜感染症＞新型コロナウイルス感染症対策（病床確保、G-MIS）等 ＜実績評価＞実績を有するデータの25%tile値を上限値として評価	【保険診療係数】 ・評価を廃止（一部を体制評価指数による評価に移行） 【効率性係数】 ・評価手法の変更 【救急医療係数】 ・「救急補正係数」として整理（機能評価係数Ⅱの項目としては廃止） 【地域医療係数】 ・体制評価指数と定量評価指数で構成（評価シェアは7：5） 【体制評価指数】 ・従前の10項目に、臓器提供の実施、医療の質向上に向けた取組及び医師少数地域への医師派遣機能（大学病院本院群のみ）を追加 ＜感染症＞新興感染症に係る協定締結（令和7年度～） ＜実績評価＞50%tile値を上限値として評価（DPC標準病院群を除く）

4. 救急補正係数：従前の救急医療指数による評価手法を維持した上で、独立した医療機関別係数の項目として評価を行う。
5. 激変緩和係数：診療報酬改定に伴う激変緩和に対応した、激変緩和係数を設定する（改定年度のみ）。

> **診断群分類点数表の見直し**

1. 入院初期の医療資源投入量の多い診断群分類が増加している実態を踏まえ、点数設定方式Bにより設定する分類の範囲を見直す。
2. より早期の退院への評価を充実化する観点から、入院期間Ⅰで入院基本料を除く1入院当たり包括範囲点数を支払う点数設定方式Eを新設し、一定程度標準化が進んでいると考えられる診断群分類の一部へ適用する。

18

令和6年度診療報酬改定　Ⅱ-4　患者の状態及び必要と考えられる医療機能に応じた入院医療の評価-㉒

DPC対象病院の基準の見直し

> **DPC対象病院の基準の見直し**

> DPC/PDPSを安定的に運用するとともに、適切な包括評価を行う観点から、データ数に係る基準（1月あたりデータ数が90以上）及び適切なDPCデータの作成に係る基準をDPC対象病院の基準として新たに位置づける。

現行	改定後
【DPC対象病院の基準】 ・急性期一般入院基本料、特定機能病院等の7対1・10対1入院基本料の届出 ・診療録管理体制加算に係る届出 ・以下の調査に適切に参加 - 当該病院を退院した患者の病態や実施した医療行為の内容等について毎年実施される調査「退院患者調査」 - 中央社会保険医療協議会の要請に基づき、退院患者調査を補完することを目的として随時実施される調査「特別調査」 ・調査期間1月あたりのデータ病床比が0.875以上 （新設） ・適切なコーディングに関する委員会を年4回以上開催	【DPC対象病院の基準】 ・急性期一般入院基本料、特定機能病院等の7対1・10対1入院基本料の届出 ・診療録管理体制加算に係る届出 ・以下の調査に適切に参加 - 当該病院を退院した患者の病態や実施した医療行為の内容等について毎年実施される調査「退院患者調査」 - 中央社会保険医療協議会の要請に基づき、退院患者調査を補完することを目的として随時実施される調査「特別調査」 ・調査期間1月あたりのデータ病床比が0.875以上 ・調査期間1月あたりのデータ数が90以上 ・適切なデータ作成に係る以下の基準を満たす - 「退院患者調査」の様式1（医療資源病名）における「部位不明・詳細不明コード」の使用割合が10%未満 - 「退院患者調査」の様式間で記載矛盾のあるデータが1%未満 - 「退院患者調査」の様式1における未コード化傷病名の使用割合が2%未満 ・適切なコーディングに関する委員会を年4回以上開催

> データ数及び適切なDPCデータの作成に係る基準の運用については、令和8年度診療報酬改定時よりDPC制度への参加及びDPC制度からの退出に係る判定基準として用いることとする。

19

令和6年度診療報酬改定　Ⅱ-4　患者の状態及び必要と考えられる医療機能に応じた入院医療の評価-㉒

医療機関別係数の見直し

基礎係数

> 現行の医療機関群の設定方法を維持し、3つの医療機関群を設定する。
> データ数に係る基準（1月あたりデータ数が90以上）を満たさない医療機関について評価を区別する。

医療機関群	評価区分	施設数	基礎係数
DPC標準病院群	データ数が90/月未満	103	1.0063
	それ以外の施設	1,423	1.0451
大学病院本院群		178	1.1182
DPC特定病院群		82	1.0718

機能評価係数Ⅰ

> 現行の評価手法を維持し、医科点数表の改定に応じて機能評価係数Ⅰに反映する。
> ・　各項目の評価の見直しに伴う対応

機能評価係数Ⅱ

> 保険診療係数・救急医療係数を廃止・整理し、4つの係数（効率性係数、複雑性係数、カバー率係数、地域医療係数）による評価体系へ再整理する（各評価項目の重みづけは等分とする）。
> 効率性係数及び地域医療係数について、評価の主旨や実態等を踏まえた評価手法の見直しを行う。

救急補正係数

> 従前の救急医療指数による評価手法を維持し、独立した医療機関別係数の項目として救急補正係数を設定する。

激変緩和係数

> 現行の設定方法を維持し、診療報酬改定がある年度については改定に伴う変動に関して、推計診療報酬変動率（出来高部分も含む）が2%を超えて変動しないよう激変緩和係数を設定する。

20

令和6年度診療報酬改定　Ⅱ-4　患者の状態及び必要と考えられる医療機能に応じた入院医療の評価-㉒

基礎係数の見直し

基礎係数の見直し

> 従前の考え方を維持し、3つの医療ｖ機関群を設定した上で、令和6年度診療報酬改定においては、データ数に係る基準（1月あたり90以上）を満たさない医療機関について、診療密度（相対値）が相対的に低いことを踏まえ、基礎係数の評価を区別する。

【令和6年度改定における基礎係数の評価(イメージ)】

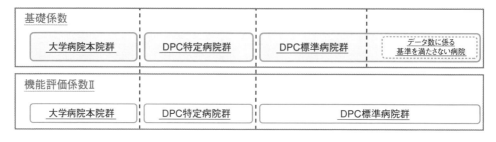

21

機能評価係数Ⅱの見直し①

機能評価係数Ⅱの見直し（概要）

> 機能評価係数Ⅱについて、既存の4つの評価項目（効率性係数、複雑性係数、カバー率係数、地域医療係数）による評価体系へと整理し、以下のとおり見直す。

現行		改定後		
評価項目	重み付け	見直しの内容	重み付け（※）	
保険診療係数	1.0	評価を廃止（一部を体制評価指数で評価）		
効率性係数	1.0	評価手法の見直し、群別評価へ変更	1.2	
複雑性係数	1.0	現行の評価の継続	1.2	
カバー率係数	1.0	現行の評価の継続	1.2	
救急医療係数	1.0	名称・係数の位置づけの見直し	(1.2)	
地域医療係数　体制評価係数	0.5	医療計画や実績分布等を踏まえた見直し　新たな評価項目の追加	1.2	0.7
地域医療係数 1.0　定量評価係数	0.5	現行の評価の継続		0.5

（※）全体を「6.0」とした場合（改定前後の比較のため）

22

機能評価係数Ⅱの見直し②

機能評価係数Ⅱの見直し

> 保険診療係数について、評価を廃止し、適切なDPCデータの作成に係る基準については、DPC対象病院の基準として位置付けるとともに、病院情報の公表については体制評価指数における評価へ移行する。
> 効率性係数について、医療機関群ごとの評価とするとともに、評価手法について必要な見直しを行う。
> 機能評価係数Ⅱにおける評価項目であった救急医療係数について、評価の趣旨を踏まえ、医療機関別係数における評価項目としての位置づけを見直すとともに、名称を「救急補正係数」へ見直す。

現行	改定後
【保険診療係数】 提出するデータの質や医療の透明化、保険診療の質的向上等、医療の質的な向上を目指す取組を評価 ［評価内容（概要）］ ・ 適切なDPCデータの作成 ・ 病院情報の公表 【効率性係数】 各医療機関における在院日数短縮の努力を評価 ［評価内容（概要）］ ・ 全国の平均在院日数 /全国の症例構成で補正した当該医療機関の平均在院日数 ※　全群共通で評価 【救急医療係数】 救急医療入院の対象となる患者治療に要する資源投入量の乖離を評価	【保険診療係数】 （評価を廃止） （DPC対象病院の基準として、位置づけを変更） （体制評価指数において評価） 【効率性係数】 各医療機関における在院日数短縮の努力を評価 ［評価内容（概要）］ ・ 当該医療機関の症例構成で補正した全国の平均在院日数 /当該医療機関の平均在院日数 ※　医療機関群ごとに評価 【救急医療係数】 （「救急補正係数」としての評価へ位置づけを変更）

23

右側縦書き：DPCの概要　診断群分類区分の決定　診断群分類番号の構成　診療報酬額の算定方法　請求とレセプトの記載　参考・付録

令和6年度診療報酬改定　Ⅱ-4　患者の状態及び必要と考えられる医療機能に応じた入院医療の評価-㉒

機能評価係数Ⅱの見直し③

地域医療係数の見直し①

➢ 評価項目の再編等を踏まえ、地域医療係数における体制評価指数と定量評価指数の評価シェアについて、体制評価指数を重点評価するよう見直す。
➢ 体制評価指数における「感染症」について、医療計画における取組等を踏まえ、新興感染症に係る協定締結を評価するよう見直す。
➢ 体制評価指数について、医療機関群ごとの現状の実績分布等を踏まえ、大学病院本院群及びDPC特定病院群における評価上限値を見直す。

現行	改定後
【地域医療係数】 ［評価シェア］ 体制評価指数：定量評価指数＝1：1 ［体制評価指数］ がん、脳卒中、心血管疾患、精神疾患、災害、周産期、へき地、救急、感染症、その他の10項目で評価 ＜感染症＞ ・新型インフルエンザ患者入院医療機関に該当 ・新型コロナウイルス感染症に係る病床確保を行っていること ・GMISへの参加 ＜実績評価＞ ・実績を有するデータの25%tile値を上限値として評価	【地域医療係数】 ［評価シェア］ 体制評価指数：定量評価指数＝7：5 ［体制評価指数］ 従前の10項目に、臓器提供の実施、医療の質向上に向けた取組及び医師少数地域への医師派遣機能（大学病院本院群のみ）を追加 ＜感染症＞ ・第一種協定指定医療機関に該当（令和7年度～） ・流行初期医療確保措置の対象となる協定の締結(入院に係るものに限る)（令和7年度～） ＜実績評価＞ ・大学病院本院群及びDPC特定病院群において、実績を有するデータの50%tile値を上限値として評価

24

令和6年度診療報酬改定　Ⅱ-4　患者の状態及び必要と考えられる医療機能に応じた入院医療の評価-㉒等

DPC/PDPSの機能評価係数Ⅱにおける新たな評価

地域医療係数の見直し②

➢ 社会や地域の実情に応じて求められている機能の評価という観点から、体制評価指数において、「臓器提供の実施」、「医療の質向上に向けた取組」及び「医師少数地域への医師派遣機能」（大学病院本院群に限る。）について新たに評価を行う。

＜臓器提供の実施＞

［概要］
法的脳死判定後の臓器提供に係る実績を評価

［評価の内容］
・過去3年の法的脳死判定後の臓器提供
1件以上（0.5P）、2件以上（1P）

※大学病院本院群
DPC特定病院群
の場合

臓器提供施設

日本臓器移植
ネットワーク　　臓器移植施設

＜医療の質向上に向けた取組＞

［概要］
医療の質に係るデータの提出や病院情報等の公開を評価

［評価の内容］
・医療の質指標に係るデータの提出（0.5P）

データの提出

医療の質指標
（3テーマ9指標）
①医療安全
②感染管理
③ケア

データの活用

・病院情報の公表（0.25P）
・医療の質指標の公表（0.25P）

＜医師少数地域への医師派遣機能＞

［概要］
医師派遣による地域医療体制維持への貢献を評価

［評価の内容］
大学病院本院

・「医師少数区域」への6か月以上の常勤派遣医師数を線形評価（最大1P）

常勤医としての派遣

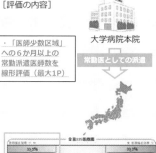

25

令和6年度診療報酬改定　Ⅱ-4　患者の状態及び必要と考えられる医療機能に応じた入院医療の評価－㉒

（参考）データ提出及び公表を評価する医療の質指標

医療の質指標（3テーマ9指標）

テーマ	指標	既存データ項目の活用	データ提出の評価対象（※1）	公表の評価時期（※2）
医療安全	転倒・転落発生率	×	○	令和8年度～
	転倒転落によるインシデント影響度分類レベル3b以上の発生率	×	○	令和8年度～
	リスクレベルが「中」以上の手術を施行した患者の肺血栓塞栓症の予防対策の実施率	○	×	令和7年度～
感染管理	血液培養2セット実施率	○	×	令和7年度～
	広域スペクトル抗菌薬使用時の細菌培養実施率	○	×	令和7年度～
	手術開始前1時間以内の予防的抗菌薬投与率	×	○	令和8年度～
ケア	d2（真皮までの損傷）以上の褥瘡発生率	×	○	令和8年度～
	65歳以上の患者の入院早期の栄養アセスメント実施割合	×	○	令和8年度～
	身体的拘束の実施率	×	○	令和8年度～

（※1）　該当する指標に対応する調査項目を新設する
（※2）　集計方法等の詳細については、「病院情報の公表の集計条件等について」において公表

26

令和6年度診療報酬改定　Ⅱ-4　患者の状態及び必要と考えられる医療機能に応じた入院医療の評価－㉒

機能評価係数Ⅱの評価内容①

指数	評価の考え方	評価内容
地域医療指数	体制評価指数と定量評価指数で（評価シェアは、7：5）構成	体制評価指数：5疾病6事業等を含む医療提供体制における役割や実績を評価。 定量評価指数：〔当該医療機関の所属地域における担当患者数〕／〔当該医療機関の所属地域における発生患者数〕 　1）小児（15歳未満）と2）それ以外（15歳以上）に分けてそれぞれ評価（1：1）。 　DPC標準病院群は2次医療圏、大学病院本院群及びDPC特定病院群は3次医療圏のDPC対象病院に入院した患者を対象とする。
効率性指数	各医療機関における在院日数短縮の努力を評価	〔全DPC/PDPS対象病院の患者構成が、当該医療機関と同じと仮定した場合の平均在院日数〕／〔当該医療機関の平均在院日数〕 ※　当該医療機関において、12症例（1症例/月）以上ある診断群分類のみを計算対象とする。 ※　包括評価の対象となっている診断群分類のみを計算対象とする。
複雑性指数	1入院当たり医療資源投入の観点から見た患者構成への評価	〔当該医療機関の包括範囲出来高点数（1入院当たり）を、包括対象の診断群分類ごとに全病院の平均包括範囲出来高点数に置き換えた点数〕／〔全病院の平均1入院当たり包括点数〕 ※　当該医療機関において、12症例（1症例/月）以上ある診断群分類のみを計算対象とする。 ※　包括評価の対象となっている診断群分類のみを計算対象とする。
カバー率指数	様々な疾患に対応できる総合的な体制について評価	〔当該医療機関で一定症例数以上算定しているDPC数〕／〔全DPC数〕 ※　当該医療機関において、12症例（1症例/月）以上ある診断群分類のみを計算対象とする。 ※　全て（包括評価の対象・対象外の両方を含む）の支払分類を計算対象とする。

27

令和6年度診療報酬改定　Ⅱ-4　患者の状態及び必要と考えられる医療機能に応じた入院医療の評価-㉒

機能評価係数Ⅱの評価内容②（体制評価指数）

評価項目	DPC標準病院群	大学病院本院群	DPC特定病院群
がん	退院患者の〔「B005-6がん治療連携計画策定料」を算定した患者数〕／〔医療資源病名が悪性腫瘍に関連する病名である患者数（0.5P）		
	「がん診療連携拠点病院の指定」、「小児がん拠点病院の指定」、「地域がん診療病院」、「特定領域がん診療連携拠点病院」（いずれかで0.5P）	「都道府県がん診療連携拠点の指定」又は「小児がん拠点病院」の指定（0.5P）「地域がん診療連携拠点病院の指定」（0.25P）	
脳卒中	・t-PA療法の実施を評価(0.25P) ・A205-2超急性期脳卒中加算の算定実績又は血管内治療の実施実績を評価(0.5P) ・A205-2超急性期脳卒中加算の算定実績及び血管内治療の実施実績を評価（1P） （血管内治療の実施：入院2日目までにK178-31、K178-32、K178-4のいずれかが算定されている症例の診療実績） ※ いずれかの最大値で評価。		
心筋梗塞等の心血管疾患	医療資源を最も投入した傷病名が「急性心筋梗塞」であり、予定外の入院であって手術に係る時間外対応加算（特例を含む）・休日加算・深夜加算が算定され、入院2日目までに経皮的冠動脈形成術等（K546、K547、K548、K549、K550、K550-2、K551、K552、K552-2）のいずれかが算定されている症例の診療実績により評価(0.5P)		
	入院中にK5601、K5602、K5603、K5604、K5605、K560-21、K560-22、K560-23、K5612イのいずれかが算定されている症例の診療実績により評価（0.5P）		
精神疾患	A230-3精神科身体合併症管理加算の算定実績(0.5P)、A311-3精神科救急・合併症入院料の1件以上の算定実績(1P)		
災害	・災害拠点病院の指定（0.5P） ・DMATの指定（0.25P） ・EMISへの参加（0.25P） ・BCPの策定（災害拠点病院に指定されている場合を除く）（0.25P）		

28

令和6年度診療報酬改定　Ⅱ-4　患者の状態及び必要と考えられる医療機能に応じた入院医療の評価-㉒

機能評価係数Ⅱの評価内容③（体制評価指数）

評価項目	DPC標準病院群	大学病院本院群	DPC特定病院群
周産期	「総合周産期母子医療センターの指定」、「地域周産期母子医療センターの指定」を評価（いずれかで1P）	・「総合周産期母子医療センターの指定」を重点的に評価（1P） ・「地域周産期母子医療センターの指定」（0.5P）	
へき地	・「へき地医療拠点病院の指定かつ巡回診療、医師派遣、代診医派遣を合算で年12回以上実施していること」又は社会医療法人認可におけるへき地医療の要件を満たしていることを評価（いずれかで1P） ・「へき地医療拠点病院の指定（巡回診療、医師派遣、代診医派遣を合算で年12回以上実施している場合を除く）」を評価（0.5P）		
救急	二次救急医療機関であって病院群輪番制への参加施設、共同利用型の施設又は救命救急センターを評価(0.1P)	救命救急センター（0.5P） 二次救急医療機関であって病院群輪番制への参加施設、共同利用型の施設（0.1P）	
	上記体制を前提とし、救急車で来院し、入院となった患者数（最大0.9P）	上記体制を前提とし、救急車で来院し、入院となった患者数（救急医療入院に限る）（最大0.5P）	
感染症	・新型インフルエンザ患者入院医療機関に該当（0.25P）**（令和6年度で終了）** ・新型コロナウイルス感染症に係る病床確保を行っていること（0.25P）**（令和6年度で終了）** ※ 上記のいずれも満たした場合（0.75P）**（令和6年度で終了）** ・GMISへの参加（日次調査への年間の参加割合を線形で評価）（最大0.25P）**（令和6年度で終了）** ・第一種協定指定医療機関に該当（0.5P）（令和7年度以降の評価） ・流行初期医療確保措置の対象となる協定の締結(入院に係るものに限る)（0.5P）（令和7年度以降の評価）		

29

令和6年度診療報酬改定　Ⅱ-4　患者の状態及び必要と考えられる医療機能に応じた入院医療の評価-㉒

機能評価係数Ⅱの評価内容④（体制評価指数）

評価項目	DPC標準病院群	大学病院本院群	DPC特定病院群
治験等の実施	右記のいずれか1項目を満たした場合（1P）	治験等の実施 ・過去3カ年において、主導的に実施した医師主導治験が8件以上、又は主導的に実施した医師主導治験が4件以上かつ主導的に実施した臨床研究実績が40件以上（1P） ・20例以上の治験（※）の実施、10例以上の先進医療の実施又は10例以上の患者申出療養の実施(0.5P) （※）協力施設としての治験の実施を含む。	
臓器提供の実施	・過去3カ年において、法的脳死判定後の臓器提供の実績が1件以上（1P）	・過去3カ年において、法的脳死判定後の臓器提供の実績が2件以上（1P）	・過去3カ年において、法的脳死判定後の臓器提供の実績が1件以上（0.5P）
医療の質向上に向けた取組	・医療の質指標に係るDPCデータの提出(0.5P)（令和7年度以降の評価） ・病院情報の自院のホームページでの公表(0.25P)（※） ・医療の質指標の自院のホームページでの公表(0.25P)（令和7年度以降の評価） **（※）令和6年度は1Pとして評価**		
医師少数地域への医師派遣機能	（評価は行わない）	・「医師少数地域」へ常勤医師として半年以上派遣している医師数 　（当該病院に3年以上在籍しているものに限る）（1P）	（評価は行わない）

30

令和6年度診療報酬改定　Ⅱ-4　患者の状態及び必要と考えられる医療機能に応じた入院医療の評価-㉒

（参考）医療機関別係数の評価体系

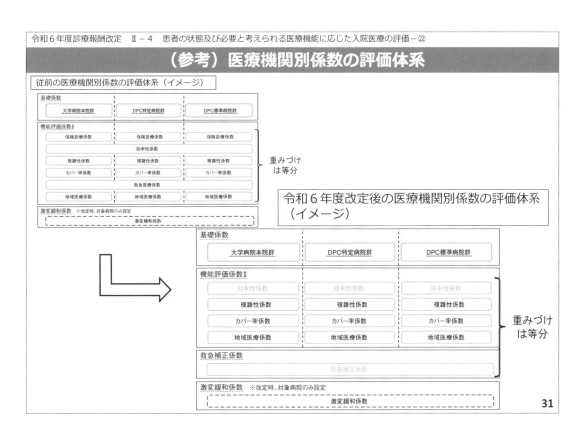

31

DPCの概要　診断群分類区分の決定　診断群分類番号の構成　診療報酬額の算定方法　請求とレセプトの記載　参考・付録

令和６年度診療報酬改定　Ⅱ－４　患者の状態及び必要と考えられる医療機能に応じた入院医療の評価－㉒

診断群分類点数表の見直し①

> 医療資源の同等性、臨床的類似等の観点から、診断群分類の見直しを行い、令和6年度診療報酬改定においては以下のとおりとなった。

	MDC数※1	傷病名数	診断群分類数	包括対象※2	支払い分類※3
平成15年４月	16	575	2,552	1,860	
平成16年４月	16	591	3,074	1,726	
平成18年４月	16	516	2,347	1,438	
平成20年４月	18	506	2,451	1,572	
平成22年４月	18	507	2,658	1,880	
平成24年４月	18	516	2,927	2,241	
平成26年４月	18	504	2,873	2,309	
平成28年４月	18	506	4,918	4,244	2,410
平成30年４月	18	505	4,955	4,296	2,462
令和２年４月	18	502	4,557	3,990	2,260
令和４年４月	18	502	4,726	4,064	2,334
令和６年４月	18	506	3,248※4	2,477※4	2,348

※1　MDC：Major Diagnostic Category　主要診断群
※2　包括対象となるDPC数
※3　CCPマトリックスを導入した分類は、複数の診断群分類が同一の支払い分類となる。
※4　CCPマトリックスを導入した分類について、診断群分類としての構成の見直しを行っている。

32

令和６年度診療報酬改定　Ⅱ－４　患者の状態及び必要と考えられる医療機能に応じた入院医療の評価－㉒

診断群分類の見直しの例①：傷病名の見直し

> 医療資源の同等性、臨床的類似性等の観点から、ICDコードと傷病名（DPC上６桁コード）の対応関係について整理を行い、新たな傷病名の設定を行う。

【例1：「010095」視神経脊髄炎スペクトラム障害の新設】

ICD名称	ICDコード	見直し前			見直し後	
		疾患コード	傷病名		疾患コード	傷病名
多発性硬化症	G35	010090	多発性硬化症	⇒	010090	多発性硬化症
視神経脊髄炎[デビック<Devic>病]	G360			⇒	010095	視神経脊髄炎スペクトラム障害

【例2：「070620」骨折変形癒合、癒合不全などによる変形（骨盤部・大腿）の新設】

ICD名称	ICDコード	見直し前			見直し後	
		疾患コード	傷病名		疾患コード	傷病名
骨折の変形癒合　骨盤部及び大腿	M8405	070600	骨折変形癒合、癒合不全などによる変形（上肢以外）		070620	骨折変形癒合、癒合不全などによる変形（骨盤部・大腿）
骨折の骨癒合不全［偽関節］　骨盤部及び大腿	M8415					
骨折の癒合遅延　骨盤部及び大腿	M8425					
病的骨折，他に分類されないもの　骨盤部及び大腿	M8445			⇒		
骨のその他の癒合障害　骨盤部及び大腿	M8485					
胸部<郭>及び骨盤部のその他の骨折の続発・後遺症	T912					
骨折の変形癒合　下腿	M8406				070600	骨折変形癒合、癒合不全などによる変形（上肢、骨盤部・大腿以外）
骨折の変形癒合　足関節部及び足	M8407					
骨折の骨癒合不全［偽関節］　下腿	M8416					
骨折の骨癒合不全［偽関節］　足関節部及び足	M8417					
骨折の癒合遅延　下腿	M8426					
骨折の癒合遅延　足関節部及び足	M8427					
病的骨折，他に分類されないもの　下腿	M8446			⇒		
病的骨折，他に分類されないもの　足関節部及び足	M8447					
骨のその他の癒合障害　下腿	M8486					
骨のその他の癒合障害　足関節部及び足	M8487					
骨癒合術後又は関節固定術後の偽関節	M960					
脊椎骨折の続発・後遺症	T911					
下肢のその他の骨折の続発・後遺症	T932					

33

診断群分類の見直しの例②：手術等の見直し

> 医療資源の同等性、臨床的類似性等の観点から、五号告示の対象となっていた手術や高額薬剤等を含め、手術や手術処置等の設定について整理を行い、分岐の新設等の対応を行う。

【例1：「100370」アミロイドーシスにおける手術・処置等2の見直し】

疾患コード	傷病名	見直し前			見直し後	
		手術・処置等2			手術・処置等2	
		対応コード	処置等名称		対応コード	処置等名称
100370	アミロイドーシス	1	カナキヌマブ	⇒	3	ブトリシランナトリウム
		1	タファミジスメグルミン		3	パチシランナトリウム
		1	パチシランナトリウム		3	カナキヌマブ
		1	タファミジス		2	ダラツムマブ／ボルヒアルロニダーゼアルファ
					1	パチシランナトリウム
					1	タファミジス

【例2：「110200」前立腺肥大症における手術の見直し】

疾患コード	傷病名	見直し前			見直し後	
		手術			手術	
		対応コード	点数表名称		対応コード	点数表名称
110200	前立腺肥大症	99	手術なし	⇒	99	手術なし
		97			97	
		02	経尿道的前立腺手術		03	経尿道的前立腺吊上術
		02	経尿道的レーザー前立腺切除・蒸散術		02	経尿道的前立腺手術
		02	経尿道的前立腺核出術		02	経尿道的レーザー前立腺切除・蒸散術
		01	前立腺被膜下摘出術		02	経尿道的前立腺核出術
					01	前立腺被膜下摘出術

34

診断群分類の見直しの例③：CCPマトリックスを導入した分類の見直し

> CCPマトリックスを導入した診断群分類（脳梗塞、肺炎）について、実態を踏まえ、定義テーブル及び支払い分類を見直すとともに、診断群分類定義樹形図（ツリー図）での表現を簡素化する。

CCPマトリックスを導入したツリー図の見直し（イメージ）

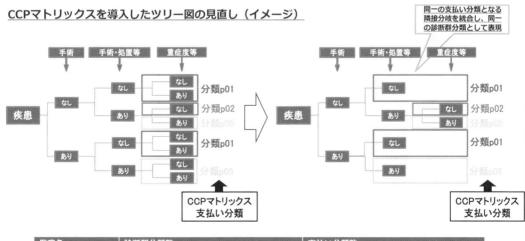

傷病名		診断群分類数			支払い分類数		
010060	脳梗塞	1584分類	⇒	101分類	7分類	⇒	12分類
040080	肺炎	168分類	⇒	52分類	15分類	⇒	12分類

35

DPCの概要／診断群分類区分の決定／診断群分類番号の構成／診療報酬額の算定方法／請求とレセプトの記載／参考・付録

診断群分類点数表の見直し②

点数設定方式Bで設定する診断群分類の見直し

> 入院初期の医療資源投入量の多い診断群分類が増加している実態を踏まえ、点数設定方式Bにより設定する診断群分類の範囲を以下のとおり見直す。

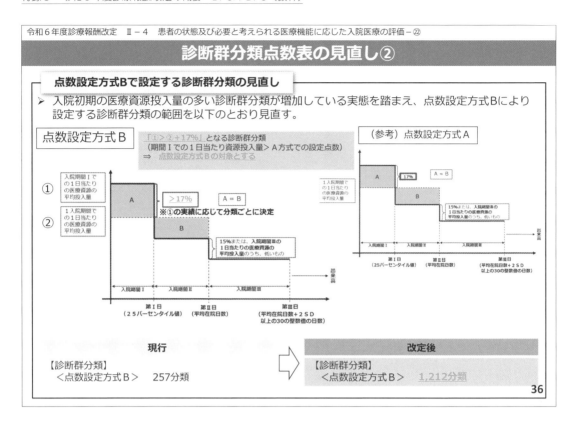

現行		改定後
【診断群分類】 <点数設定方式B>　257分類	⇒	【診断群分類】 <点数設定方式B>　1,212分類

36

診断群分類点数表の見直し③

点数設定方式Eの新設①

> より早期の退院への評価を充実化する観点から、一定程度標準化が進んでいる診断群分類であって、一定の入院期間が見込まれる分類への適用を念頭に、入院期間Ⅰで入院基本料を除く1入院当たり包括範囲点数を支払う点数設定方式Eを新設する。

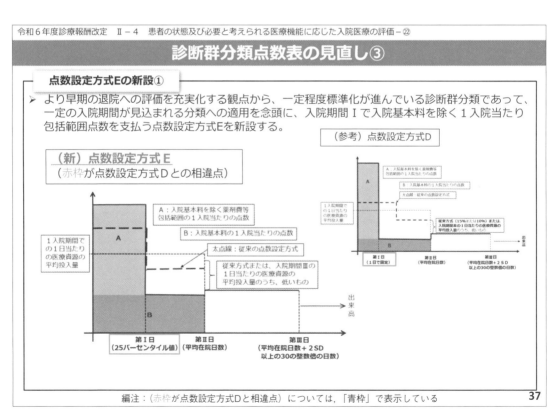

編注：（赤枠が点数設定方式Dと相違点）については，「青枠」で表示している

37

令和６年度診療報酬改定　Ⅱ－４　患者の状態及び必要と考えられる医療機能に応じた入院医療の評価－⑫

診断群分類点数表の見直し④

点数設定方式Eの新設②

> 臨床的な観点も踏まえ、一定の症例数があり、分類としてのバラつきが相対的に少ないと考えられる以下の診断群分類等について、点数設定方式Eにより設定する。

［点数設定方式Eで設定する診断群分類（例）］

改定後の診断群分類	診断群分類の名称	手術、処置等
010030xx01x0xx	未破裂脳動脈瘤	脳動脈瘤頸部クリッピング等あり　処置等２なし
030390xx970xxx	顔面神経障害	手術あり　処置等１なし
040200xx01x0xx	気胸	肺切除術等あり　処置等２なし　定義副傷病なし
060035xx010x0x	直腸肛門（直腸Ｓ状部から肛門）の悪性腫瘍	直腸切除・切断術　切除術等あり 処置等１なし　定義副傷病なし
110080xx01xxxx	前立腺の悪性腫瘍	前立腺悪性腫瘍手術等あり
120070xx01xxxx	卵巣の良性腫瘍	卵巣部分切除術（腟式を含む。）　開腹によるもの等あり

> 点数設定方式Eにより設定する診断群分類は、全体で47分類となる。

現行

【診断群分類】
（新設）

⇒

改定後

【診断群分類】
＜点数設定方式E＞　47分類

38

令和６年度診療報酬改定　Ⅱ－４　患者の状態及び必要と考えられる医療機能に応じた入院医療の評価－⑫

退院患者調査の見直し①

> 適切な診断群分類の設定及び適切な入院医療の評価を行う観点から、調査項目を見直す。

様式１の見直し①

［様式１の主な見直し内容（全ての病棟を対象とする項目）］

項目名	対象病棟等の指定	必須条件	見直しの内容
【削】心不全患者情報/左室駆出率			
【新】心不全患者情報/バイオマーカー	—	必須	医療資源病名が050130（心不全）に定義される傷病名である場合、BNP値又はNT-proBNP値を入力する。
【新】解離性大動脈瘤情報/発症時期	—	必須	主傷病等が解離性大動脈瘤の場合、発症の時期を入力する。
【新】川崎病患者情報/ガンマグロブリン	—	必須	医療資源病名が150070（川崎病）に定義される傷病名である場合、ガンマグロブリンの追加投与の有無を入力する。
身長・体重	—	必須	体重について、入院時に加え退院時の体重の入力を必須とする。
低栄養の有無	—	任意	血中アルブミン値等に基づく入力（必須）を廃止し、GLIM基準に基づく入力（任意）とする。
P/F比	—	必須	救急医療入院(呼吸不全又は心不全で重篤な状態等)の場合に入力を必須とする。酸素投与の有無及びFiO2の入力を必須とする。
NYHA	—	必須	救急医療入院(心不全で重篤な状態等)の場合に入力を必須とする。
血行動態的特徴	—	必須	対象疾患を見直すとともに、救急医療入院(心不全で重篤な状態等)の場合に入力を必須とする。循環作動薬の使用の入力を必須とする。

【削】：項目の削除、【新】：新規追加項目、無印：既存項目の変更、その他

39

令和6年度診療報酬改定　Ⅱ-4　患者の状態及び必要と考えられる医療機能に応じた入院医療の評価-㉒

退院患者調査の見直し②

様式1の見直し②

[様式1の主な見直し内容（一部の病棟を対象とする項目）]

項目名	対象病棟等の指定	必須条件	見直しの内容
FIM	回リハ病棟等	必須	入退院時に加え、入棟中に測定したFIM得点の入力を必須とする。
【新】退院に向けた会議の開催状況	精神	必須	当該患者の入院中に行われた当該患者の退院支援に関する会議について、初めて行われた実施日、開催回数、職種ごとの参加回数を入力する。
【新】個別支援の実施状況	精神	必須	服薬指導、個別作業療法、相談支援、心理支援の実施回数を入力する。
【新】外出又は外泊の実施状況	精神	必須	入院中に患者が患家等を訪問した回数及び職種ごとの患者の患家等への訪問に同行した回数を入力する。
【新】障害福祉サービス等の連携に関する情報	精神	必須	入院中に各障害福祉サービス等事業所と面談を行った回数及び退院時点で今後の利用が予定されている障害福祉サービス等を入力する。

EFファイルの見直し

ファイル	見直しの内容	経過措置
入院EFファイル	基本的検体検査実施料、基本的エックス線診断料について、実施された診療行為等をEFファイルに出力する。	令和6年9月末まで

【新】：新規追加項目、無印：既存項目の変更、その他

40

令和6年度診療報酬改定　Ⅱ-4　患者の状態及び必要と考えられる医療機能に応じた入院医療の評価-㉒

退院患者調査の見直し③

医療の質指標に係る項目の新設

[体制評価指数（医療の質向上に向けた取組）において、データ提出の評価対象となる項目]

項目名	ファイル	見直しの内容
【新】転倒・転落件数（※）	様式1	入棟中に発生した転倒・転落の発生件数を入力する。
	様式3	入院中に発生した転倒・転落の発生件数を入力する。
【新】インシデント影響度分類レベル3b以上の転倒・転落件数（※）	様式1	入棟中に発生したインシデント影響度分類レベル3b以上の転倒・転落の発生件数を入力する。
	様式3	入院中に発生したインシデント影響度分類レベル3b以上の転倒・転落の発生件数を入力する。
【新】d2以上の褥瘡（※）	様式1	入棟時及び退棟時の評価に加え、入棟中の褥瘡の最大深度を入力する。
	様式3	入院中に新規にd2（真皮までの損傷）以上の褥瘡が発生した患者数を入力する。
【新】予防的抗菌薬投与	様式1	全身麻酔を伴う手術の場合に、予防的抗菌薬投与の有無及び時間を入力する。
【新】入院早期の栄養アセスメント	様式1	入院後48時間以内の栄養アセスメントの実施の有無を入力する。
【新】身体的拘束	様式1	身体的拘束の実施日数を入力する。

【新】：新規追加項目

（※）　様式1又は様式3いずれかの入力で評価する。

41

令和6年度診療報酬改定　Ⅱ-4　患者の状態及び必要と考えられる医療機能に応じた入院医療の評価-㉒

5月31日以前から入院している患者の取扱い

➤ 令和6年5月までの診断群分類点数表による算定は見直し前の診断群分類点数表により行い、令和6年6月からの算定は見直し後の診断群分類点数表により行う。
　具体的な取扱いは以下の通り。

- 包括→包括の場合
  - 6月分の請求は見直し後の診断群分類とし、算定の起算日は入院日とする。
  - 5月までの間で診断群分類の変更があった場合は、5月31日に差額調整を行う。
  - 6月以降に診断群分類の変更がある場合は、6月1日以降の請求額の差額調整を行う。

- 包括→出来高の場合
  - 6月分の請求は出来高で行う。
  - 5月までの間で診断群分類の変更があった場合は、5月31日に差額調整を行う。
  - 6月以降に出来高→包括の変更がある場合は、6月1日以降の請求額の差額調整を行う。

- 出来高→包括の場合
  - 6月分の請求は見直し後の診断群分類とし、算定の起算日は入院日とする。
  - 6月以降に診断群分類の変更がある場合は、6月1日以降の請求額の差額調整を行う。

42

DPCの概要

診断群分類区分の決定

診断群分類番号の構成

診療報酬額の算定方法

請求とレセプトの記載

参考・付録

ＤＰＣの基礎知識

平成17年 5 月15日	初版発行	（定価は表紙に表示）
平成18年 6 月20日	2 版発行	
平成20年 6 月27日	3 版発行	
平成22年 6 月30日	4 版発行	
平成23年 4 月26日	5 版発行	
平成24年 6 月28日	6 版発行	
平成26年 6 月23日	7 版発行	
平成28年 6 月20日	8 版発行	
平成30年 7 月10日	9 版発行	
令和 2 年 6 月22日	10版発行	
令和 4 年 6 月22日	11版発行	
令和 6 年 6 月21日	12版発行	

発行者 　谷　野　浩　太　郎

発行所 　社 会 保 険 研 究 所

〒101－8522　東京都千代田区内神田2-15-9
The Kanda 282
電話　03（3252）7901㈹
URL　https://www.shaho.co.jp/

印刷・製本／宮嶋印刷　　　　　　　　落丁・乱丁本はおとりかえいたします。

ISBN978-4-7894-1588-0　　　　　　　　　　　　110813

本書のコピー，スキャン，デジタル化等の無断複製は著作権法上での例外を除き禁じられています。本書を代行業者等の第三者に依頼してコピー，スキャンやデジタル化することは，たとえ個人や家庭内の利用でも著作権法上認められておりません。